GOLDMANN
Lesen erleben

*Buch*

Unbeschwert und entspannt fliegen – für manchen Reisenden ist das ein Traum. Flugangst ist eine weit verbreitete Phobie mit zahlreichen Facetten wie zum Beispiel Klaustrophobie oder Höhenangst. Allen Carr wendet seine erfolgreiche Methode, mit der schon Millionen Menschen auf der ganzen Welt ihre Ziele erreicht haben, auf die Befreiung von diesen Ängsten an. Er entkräftet überzeugend die Gründe für die Angst vorm Fliegen und verändert mit seinen einfachen Regeln die innere Einstellung der Betroffenen. Dieses Buch bietet alles, was man dazu wissen muss: verlässliche Informationen über das Fliegen und die Flugsicherheit, Anregungen zum positiven Denken und vor allem Verständnis für die Menschen, die vor jedem Flug Todesängste ausstehen.

*Autor*

Der Bestsellerautor Allen Carr hat mit seinen Büchern weltweit Millionen Menschen von Nikotinsucht, Übergewicht und Flugangst befreit, indem er ihnen zeigte, wie sie mit seiner einzigartigen Methode ganz einfach und wie von selbst ihre Probleme hinter sich lassen. Durch den großen Erfolg seiner Selbsthilfe-Methode erlangte Carr internationales Ansehen. Weltweit gibt es »Allen-Carr-Standorte« mit speziell ausgebildeten Trainern.

*Außerdem von Allen Carr im Programm*

Endlich Nichtraucher! (auch als E-Book erhältlich)
Endlich Nichtraucher! Für Frauen (auch als E-Book erhältlich)
Endlich Nichtraucher! Der Ratgeber für Eltern (17434)
Endlich Nichtraucher für Lesemuffel (16964)
Endlich Nichtraucher für Lesemuffel – für Frauen (17076)
Endlich Nichtraucher! Ohne Gewichtszunahme. Mit Entspannungs-CD (17319)
Endlich Nichtraucher! Quick & Easy (als E-Book erhältlich)
Endlich ohne Alkohol! (17391)
Endlich Wunschgewicht! (17380)
Für immer Nichtraucher! (16293)

Allen Carr

# Endlich frei von Flugangst!

## Der einfache Weg, die Angst vorm Fliegen zu überwinden

Aus dem Englischen
von Gabriele Zelisko

GOLDMANN

Dieser Band ist unter der Nummer 16288 bereits
im Goldmann Verlag erschienen.

Alle Ratschläge in diesem Buch wurden vom Autor und vom Verlag sorgfältig erwogen und geprüft. Eine Garantie kann dennoch nicht übernommen werden. Eine Haftung des Autors beziehungsweise des Verlags und seiner Beauftragten für Personen-, Sach- und Vermögensschäden ist daher ausgeschlossen.

FSC
www.fsc.org
MIX
Papier aus verantwortungsvollen Quellen
FSC® C014496

Verlagsgruppe Random House FSC® N001967
Das für dieses Buch verwendete FSC®-zertifizierte Papier
*Classic 95* liefert Stora Enso, Finnland.

5. Auflage
Vollständige Taschenbuchausgabe Februar 2014
Wilhelm Goldmann Verlag, München,
in der Verlagsgruppe Random House GmbH

Originaltitel: The Easy Way to Enjoy Flying
Originalverlag: Penguin Books Ltd, London
Umschlaggestaltung: Uno Werbeagentur, München
Umschlagillustration: FinePic®, München
Redaktion: Regina Konrad
Satz: DTP Service Apel, Hannover; Uhl + Massopust, Aalen
Druck und Bindung: GGP Media GmbH, Pößneck
CB · Herstellung: IH
Printed in Germany
ISBN 978-3-442-17417-1
www.goldmann-verlag.de

Besuchen Sie den Goldmann Verlag im Netz

*Für Adelle Mirer, durch die mir klar wurde,*
*für wie viele Menschen Fliegen kein Vergnügen,*
*sondern ein Albtraum ist.*

# Inhalt

# Vorwort

Ich war über 20 Jahre lang eingeschworene Kettenraucherin mit einem Konsum von 60 Zigaretten pro Tag. Wie die meisten Raucher hatte ich bereits mehrmals versucht aufzuhören. Zu Beginn glaubte ich, dies sei mit Willenskraft möglich. Ich brauchte nicht lange, um zu erkennen, dass ich keine hatte. Bei späteren Anläufen verlegte ich mich auf Akupunktur, Hypnose, Nikotinkaugummis und -pflaster. Alle diese Methoden schienen nur eine gewisse Zeit zu wirken. Es war nicht unbedingt zum Die-Wände-Hochgehen, doch konnte ich das Gefühl, eine Raucherin zu sein, die nicht mehr rauchen darf, nie ganz ablegen. Wie bei den meisten ehemaligen Rauchern wurde das Verlangen nach einer Zigarette manches Mal so unwiderstehlich, dass ich bald wieder bei meinen 60 Stück pro Tag angelangt war.

Von Allen Carr hatte ich schon gehört. Ich hatte ihn im Fernsehen gesehen und kannte auch einige Leute, die nach einem Besuch eines seiner Kurse erfolgreich aufgehört hatten. Mein Mann hatte mir sogar eines seiner Bücher gekauft. Heute komme ich mir sehr töricht vor, dass ich mich damals nicht weiter darum gekümmert und es nicht sofort gelesen habe, doch ich bin von Natur aus sehr skeptisch. Dass das Rauchen mich umbringen würde und ein Vermögen kostet, wusste ich ohnehin bereits. Das Aufhören war nicht mein Problem. Ich konnte jederzeit aufhören zu rauchen, doch konnte ich mir beim besten Willen nicht vorstellen, wie ein Buch dieses Gefühl beseitigen sollte, eine Stütze und einen Freund verloren zu haben.

Etwa drei Jahre später – ich suchte eigentlich etwas ganz anderes – fiel mir zufällig wieder das Buch in die Hand. Damals hatte ich weitere Versuche aufzuhören längst aufgegeben. Ich weiß nicht, warum ich überhaupt angefangen habe, es zu lesen, aber es packte mich. Was ich da las, waren nicht die Erfahrungen von Allen Carr, es war meine eigene Lebensgeschichte. Nachdem ich das Buch zu Ende gelesen hatte, rauchte ich meine letzte Zigarette und verspürte seither kein einziges Mal mehr den Wunsch, mir eine anzustecken.

Neben dem Rauchen gab es zwei weitere Dinge, die mir das Leben schwer machten. Eines war eigenartigerweise ein dauernder Kampf mit meinem Gewicht, der Anfang 20 begonnen hatte. Was daran eigenartig ist, wo doch die meisten verheirateten Frauen mittleren Alters mit zwei Kindern dasselbe Problem haben? Nun, ich hatte immer behauptet, ich hätte nur angefangen zu rauchen, um abzunehmen.

Allen Carr war mein Guru geworden. Doch als ich hörte, er hätte seine Methode auch auf das Abnehmen erweitert und es sei ebenso einfach und genussvoll, genau das Gewicht zu erreichen, das man sich wünscht, wie mit dem Rauchen aufzuhören, war ich erneut skeptisch. Denn, wie Allen selbst sagt:

> *Rauchen ist abstoßend und giftig und führt zum Tod, Essen dagegen ist ein Genuss, ein wunderbarer, lebenserhaltender Vorgang.*

Es tut mir Leid, dass ich meine Zweifel hatte. Er hat völlig Recht. Mein drittes Problem war, wie Sie sich vielleicht schon denken können, eine panische Angst vor dem Fliegen. Allen zerpflückt sämtliche Lügen und Selbsttäuschungen, in die Raucher, Alkoholiker und andere Drogenabhängige sich flüchten müssen. Meinen Leidensgenossen brauche ich nicht zu erläutern, dass diese im Vergleich zu jenen, die mit Flugangst einhergehen, unbedeutend sind. Ich habe nicht die Absicht, hier die Panik, die mich schon beim bloßen Gedanken an das Fliegen befiel, und das komplizierte Netz aus Lügen, in das ich mich verstrickte, um nur ja nicht fliegen zu müssen, zu beschreiben. Dies wird in den folgenden Kapiteln ausführlich behandelt. Heute weiß ich, dass ich mit diesen Lügen weder mich selbst noch meine Familie und meine Freunde täuschen konnte. Sie waren nur zu höflich und hatten zu großes Mitleid, um es mich spüren zu lassen, ganz zu schweigen von den schönen Erlebnissen, die nicht nur mir selbst, sondern auch ihnen durch meine Flugangst entgangen sind.

Als Allen mir erzählte, er habe früher beim Gedanken an das Fliegen unter den gleichen Panikattacken gelitten und würde sich heute auf einen Flug freuen, und zwar nicht, weil er nach dieser Furcht einflößenden Nervenprobe denUrlaub im Ausland genießen könne, sondern weil der Flug interessanter, angenehmer und aufregender Bestandteil eben jenes Urlaubs oder einer Geschäftsreise sei, fragte ich ihn, wie dieser Wandel zustande kam. Mein Vertrauen in ihn war inzwischen so groß, dass ich keinen Anlass zur Skepsis mehr hatte. Rauchen und unmäßiges Essen sind schließlich Dinge, auf die man eigentlich lieber verzichten würde. Fliegen ist genau das Gegenteil – man würde es gerne genießen, ist dazu aber nicht in der Lage.

Wir unterhielten uns zwei Stunden lang. Sie müssen wissen, dass ich bis dahin noch nie geflogen war und nicht einmal den Mut aufgebracht hatte, einen Flughafen zu besichtigen, geschweige denn darüber nachzudenken, vielleicht einmal einen Flug zu buchen. Als wir unser Gespräch beendeten, hatte ich Tränen in den Augen, Freudentränen. Ich konnte es kaum erwarten, eine Reise ins Ausland zu buchen, nicht weil ich dringend Urlaub brauchte, sondern weil ich nach diesem Gespräch meine Flugangst völlig abgelegt hatte und dies auch so schnell wie möglich beweisen wollte.

*Adelle Mirer*

# 1
# Wer reist schon gern ins Ausland?

Es war zu einer Zeit, als Urlaub in sonnigen Gefilden wie auf Mallorca, den Kanarischen Inseln, Teneriffa und, wenn man entsprechend gut situiert war, in Florida und auf den Bahamas, noch nicht die Regel war, sich aber wachsender Beliebtheit erfreute und zunehmend billiger wurde.

Ich besaß seit kurzem meine Zulassung als Wirtschaftsprüfer. Mit meinem Einkommen, meinem Auto und meinem Haus lag ich etwas über dem Durchschnitt meiner Freunde, meine Kreditbelastung lag etwas darunter. Doch während ich noch immer zwei Wochen in einem etwas besseren englischen Ferienlager als den Traumurlaub schlechthin betrachtete, gönnten sich meine Freunde luxuriöse Aufenthalte am sonnigen Mittelmeer.

Warum machte ich diese Mode nicht mit? War es aus Loyalität gegenüber der britischen Tourismusindustrie? Nein. War das Wetter in Bognor Regis, unserem Urlaubsdomizil, besser als am Mittelmeer? Mitnichten. Konnte ich mir nichts Schöneres vorstellen als zwei Wochen in einem Ferienlager? Ich will nicht borniert klingen, aber auch darauf lautet die Antwort nein. Lag es am Essen? Das Essen war mit Sicherheit ebenso gut und nahrhaft wie in den exotischen Urlaubsländern, dennoch freute ich mich nach den Ferien am allermeisten auf das Essen zu Hause. Dann waren es wohl die Kosten? Zwei Wochen im Ferienlager in Bognor waren sicher um einiges billiger als zwei Wochen am Mittelmeer. Doch erstaunlicherweise verhielt es sich genau umgekehrt. Als ich endlich genügend Mut fasste, diesen ersten Flug auf mich zu nehmen (ich bitte um Entschuldigung, ich mache mir schon wieder selbst etwas vor, denn es muss richtiger lauten: als ich zum ersten Mal zu diesem schrecklichen Flug gezwungen wurde), bekamen wir zwei Wochen Mallorca inklusive Flug und Vollpension im Vier-Sterne-Hotel zum Preis von 90 Mark pro Erwachsenem und 50-prozentiger Ermäßigung für die Kinder.

Ich muss mich wie eine Figur aus einem Monty-Python-Film anhören: »Das waren noch Zeiten, als man sich für einen Zehner mit einem Vierspänner zu Romano's und dann zum Ballett in Covent Garden fahren lassen konnte, anschließend ein Abendessen im Ritz einnahm und dann immer noch Wechselgeld übrig hatte.« Tatsache ist, dass mich ein gleichwertiger Urlaub in Bognor mehr als doppelt so viel gekostet hätte wie die Reise nach Mallorca, was sicher auch der Grund war, warum der Reiseveranstalter schließlich pleite ging. Das war aber dessen Problem und nicht meines. In Wahrheit hatte ich einen Auslandsurlaub nie ernsthaft in Erwägung gezogen, weil ich noch nie in einem Flugzeug gesessen und Angst vor dem Fliegen hatte, obwohl ich mir dieser Tatsache damals nicht wirklich bewusst war. Nach über 30 Jahren fällt es mir schwer, mich genau an meine Gefühle zu erinnern, und ich kenne die Fähigkeiten von Alkoholikern, Rauchern und anderen Drogenabhängigen nur zu gut, wenn es darum geht, sich selbst etwas vorzumachen.

Ich nehme an, dass jeder, der sich die Zeit nimmt, dieses Buch zu lesen, in Bezug auf das Fliegen mehr als Angst verspürt und es schon eher Panik nennen würde. Doch ich kann mit Sicherheit behaupten, dass meine damaligen Gefühle eher als Befangenheit denn als wirkliche Angst bezeichnet werden sollten. Immerhin hatte ich mich freiwillig dafür entschieden, meinen Wehrdienst bei der Luftwaffe abzuleisten und nicht etwa beim Heer oder der Marine. Allerdings war das einzige Flugzeug der Luftwaffe, das ich während meiner zweijährigen Dienstzeit zu sehen bekam, eine stillgelegte Spitfire, die im Eingangsbereich meines Stützpunktes stand. Damals bewarb ich mich sogar für eine Pilotenausbildung. Unnötig zu sagen, dass ich nicht genommen wurde. Ich will damit nur deutlich machen, dass ich mich nicht beworben hätte, wenn ich damals schon unter echter Flugangst gelitten hätte.

Zurück zu meinem Urlaub. Es war der Vorschlag eines anderen Paares gewesen, und als ob das Schicksal es so gefügt hätte: Zwei Wochen inklusive Flug und Vollpension für 90 Mark waren ein Angebot, das man einfach nicht ausschlagen konnte. Vor dem Urlaub trafen wir uns mehrmals und verbrachten sehr anregende Abende mit der Planung und der Vorfreude auf die wundervolle Zeit, die wir miteinander verbringen würden. Das kann ich übrigens Ihnen allen wärmstens empfehlen. Ein noch so sorgfältig geplanter Urlaub kann ein völliger Reinfall werden, doch die Aufregung und Vorfreude (auf den Urlaub, nicht auf den Reinfall!) hat man dann zumindest ausgekostet. Warum mich die Angst vor diesem Flug in den sonnigen Süden trotzdem nicht loslies, erfahren Sie im nächsten Kapitel:

**Von Befangenheit zu Panik.**

## 2
## Von Befangenheit zu Panik

Es war für uns alle, einschließlich unserer Kinder, nicht nur der erste Flug, sondern auch der erste Auslandsurlaub überhaupt. Für mich waren die Treffen vor der Reise alles andere als aufregend, sie entwickelten sich zur reinsten Hölle. Lange vor dem Reisetermin wandelte sich die Befangenheit in echte Angst und schließlich sogar Panik. Mir war klar, woher die Angst kam. Obwohl ich wusste, dass rein statistisch gesehen Fliegen die sicherste Art der Fortbewegung ist, verfolgten mich Horrorvorstellungen, was alles schief gehen könnte. Unzählige Gefahren schienen zu lauern, und in 10 000 Meter Höhe reichte schon eine einzige aus.

In den Wochen unmittelbar vor dem Flug konnte ich mich tagsüber nicht mehr konzentrieren, nachts lag ich lange wach und stellte mir vor, was alles passieren könnte. Eigenartigerweise hatte ich am meisten Angst davor, mir würde der Mut fehlen, um die ganze Sache hinter mich zu bringen. Der Flug selbst war ein Albtraum. An manche Einzelheiten kann ich mich nicht mehr genau erinnern, doch meine Panik besserte sich nicht durch einen achtstündigen Aufschub des Starts. Schließlich überquerte ich in wildem Kampf das Rollfeld, wobei ich an dem einen Arm ein Kind hinter mir herzerrte und gleichzeitig ein weiteres, dreijähriges Kind unter den Arm geklemmt hielt.

Normalerweise leide ich nicht unter Platzangst, doch das

Flugzeug erschien mir winzig. Die Hoffnung, dieser Eindruck würde sich ändern, sobald ich an meinem Platz säße, war bald zunichte. Das Innere kam mir mikroskopisch klein vor, und als die Tür geschlossen wurde, war es, als hätte mir eine riesige Hand die Luftröhre zugedrückt. Den ganzen Flug lang hielt ich die Hände zu Fäusten geballt.

Schnell erkannte ich, dass die Länge der Rollbahn für den Startvorgang nicht ausreichen würde. Es war alles meine Schuld. Wenn ich nur nicht sosehr darauf beharrt hätte, meine Golfausrüstung mitzunehmen. Sicher war das zusätzliche Gewicht ein Problem. Ich interpretierte jedes Ächzen und Knarren der Hydraulik, jede kleine Veränderung im Motorengeräusch, jede Änderung der Flugrichtung oder -höhe als drohende Katastrophe. Selbst die eher angenehme Tonfolge der Lautsprecheranlage – Dingdong – kündigte für mich unweigerlich die schicksalhafte Botschaft an: O mein Gott, der Kapitän wird gleich eine Notlandung im Meer bekannt geben. Sekunden der Panik, die uns wie Stunden erscheinen, ehe wir realisieren, man will uns tatsächlich nur darauf aufmerksam machen, dass wir nun rauchen oder die Gurte öffnen dürfen, dass Getränke oder ein Imbiss serviert oder Duty-Free-Artikel angeboten werden.

Ich erinnere mich noch deutlich an die unglaubliche Erleichterung, als wir endlich sicher gelandet und die Maschine innerhalb kürzester Zeit von schätzungweise 300 auf 40 Stundenkilometer abgebremst war. Ich dachte: »Wenn jetzt noch etwas schief gehen sollte, werden wir das überleben.« Als das Flugzeug endlich stand, war das für mich ein Augenblick größter Freude. Wir waren wohlbehalten angekommen. Nun konnte ich zwei Wochen in der Sonne genießen, bis der Rückflug folgte. Die Vorfreude endete, als mir die letzten vier Worte bewusst wurden. Ich hatte die Maschine noch nicht verlassen, da begann ich bereits, mir Sorgen wegen des Rückflugs zu machen, und die ganzen zwei Wochen waren ruiniert, weil ich ständig daran denken musste.

Ich habe den Eindruck, dass Menschen mit Flugangst von der Gesellschaft nicht richtig ernst genommen werden. Wir arbeiten das ganze Jahr über hart, um uns als Belohnung ein paar Wochen an einem exotischen Ort irgendwo auf der Welt leisten zu können. Ein nicht unerheblicher Anteil unseres Jahreseinkommens wird dafür zur Seite gelegt. Ohne eigenes Verschulden leiden wir unter Flugangst. Anstatt eine Belohnung darzustellen, wird der Jahresurlaub damit zum Albtraum, und dieser dauert nicht nur zwei Wochen. Er beginnt in dem Moment, in dem die Entscheidung für den Flug gefallen ist, und hält an, bis wir nach dem Rückflug wieder festen Boden unter den Füßen haben. Doch selbst dann ist Ihr Problem noch nicht gelöst: Sie wissen genau, dass Sie diese Qualen bis an Ihr Lebensende durchmachen müssen.

**Ich verspreche Ihnen, das müssen Sie nicht!!!**

Und nicht nur das – vorausgesetzt, Sie befolgen alle meine Anweisungen, wird es Ihnen am Ende dieses Buches genau wie Adelle gehen: Sie werden Ihren nächsten Flug kaum erwarten können, selbst wenn es Ihr erster sein sollte. Ihre erste Anweisung lautet:

**Befolgen Sie alle Anweisungen!**

Jede Anweisung, die ich hier gebe, ist wichtig. Und am allerwichtigsten ist die erste. Wenn Sie sich an diese halten, kann nichts schief gehen.

Die nächsten beiden Anweisungen sind die einzigen, die Ihnen schwierig erscheinen könnten. Die zweite Anweisung lautet:

**Bleiben Sie offen und unvoreingenommen!**

Wir halten uns alle für unvoreingenommen. Möglicherweise haben Sie gleichgültig über diesen Satz hinweggelesen, ohne einen weiteren Gedanken darauf zu verschwenden. Wenn das zutrifft, haben Sie diese Anweisung bereits missachtet. Sie müssen kritisch sein und nicht nur alle meine Aussagen hinterfragen, sondern auch alles, was Ihnen jemals aus der Gesellschaft zugetragen wurde, egal, aus welcher Quelle es stammt. Und ganz besonders müssen Sie Ihre eigenen Ansichten in Frage stellen. Das geht so weit, dass Sie nicht einmal für sich entscheiden dürfen, ob Sie tatsächlich unter Flugangst leiden, ehe Sie dieses Buch nicht ganz gelesen haben.

Im Moment sind Sie vermutlich befangen. Vielleicht haben Sie Angst davor zu scheitern oder befürchten, dass ich Sie zu einem Flug überreden möchte, was in einem Desaster enden würde. Damit meine ich nicht, dass das Flugzeug abstürzen würde, sondern dass es ein traumatisches Erlebnis für Sie wäre.

Vielleicht ist Ihnen das im Augenblick noch nicht bewusst, aber Flugangst ist ein rein mentales Problem und kann als solches von jedem Menschen überwunden werden. Flughäfen sind aufregende und faszinierende Orte und genauso kann das Fliegen sein, wenn man nicht unter Flugangst leidet. Sind Sie davon betroffen, ist beides ein Albtraum. Doch Sie befinden sich in der glücklichen Lage, eine ganze Menge gewinnen und nichts verlieren zu können. Im schlimmsten Fall kann ich Ihnen nicht helfen, sich von Ihrer Flugangst zu befreien, dann sind Sie aber nicht schlechter dran als zu Beginn.

Wenn Sie sich in Endzeitstimmung an die Arbeit machen, ist ein Misserfolg nicht unbedingt vorherbestimmt, aber viel wahrscheinlicher. Ziemlich sicher müssen Sie das Buch dann noch einmal oder sogar mehrmals lesen.

Daher lautet Ihre dritte Anweisung:

## Beginnen Sie mit einem Gefühl der Freude und Spannung!

An diesem Punkt stellt sich die Frage nach der Henne und dem Ei. Wenn ich Sie als Erstes davon überzeugen könnte, dass das Buch Sie und jeden anderen, der unter Flugangst leidet, davon befreien kann, hätten Sie bereits dieses Gefühl der Freude und Spannung. Wenn Sie aber in Endzeitstimmung beginnen, werden Sie auch mit größerer Wahrscheinlichkeit in der gleichen Verfassung aufhören. Sie müssen mir vertrauen. Ich werde keine Willenskraft von Ihnen verlangen, nicht einmal Mut. Ich bitte Sie lediglich, dieses Buch offen und unvoreingenommen zu lesen. Es wird nichts Schlimmes geschehen. Im Gegenteil, etwas Wunderbares wird mit Ihnen passieren. Betrachten Sie es als spannende Herausforderung. Seien Sie stolz und freuen Sie sich darauf, bald von Ihrer Angst befreit zu sein. Und erlauben Sie mir, Ihnen dabei helfen zu dürfen.

Wenn ich Sie bitte, mir zu vertrauen, heißt das nicht, Sie sollen mir blind glauben. Ich werde Ihnen in den einzelnen Kapiteln alles genau erklären. Am Ende des Buches haben Sie keine Veranlassung mehr, mir blind zu glauben, aber Sie werden mir vertrauen. Vielleicht hilft es Ihnen, die richtige Einstellung zu finden, wenn ich Ihnen eines genauer erkläre:

**meine Methode.**

# 3
# Meine Methode

Aus Adelles Vorwort konnten Sie bereits schließen, dass mein Ruf auf der Entdeckung einer Methode beruht, mit der es sehr vielen Rauchern leicht fällt, sofort und auf Dauer aufzuhören, und zwar ohne Entzugserscheinungen, ohne den Einsatz von Willenskraft und ohne besondere Tricks oder Ersatzstoffe.

Raucher kommen in unterschiedlichsten Stadien von Panik in meine Kurse und verlassen diese bereits vier Stunden später als glückliche Nichtraucher. Nach zwei Jahren hatte ich mir einen solchen Ruf erarbeitet, dass Raucher um die halbe Welt flogen, um einen meiner Kurse zu besuchen, und bald reichte meine Zeit einfach nicht mehr aus, um ihnen allen zu helfen.

Also fasste ich meine Methode in dem Buch *Endlich Nichtraucher!* zusammen, das seit seinem Erscheinen in Großbritannien ein Bestseller ist und inzwischen in mehr als 20 Sprachen übersetzt wurde. Während ich das vorliegende Buch schreibe, ist es in den Niederlanden ebenfalls unter den Bestsellern und die Nummer Eins auf der deutschen Sachbuch-Bestsellerliste.

Damals glaubte ich, meine Entdeckung ließe sich nur auf das Rauchen anwenden. Doch während der vielen tausend Gruppenkurse, die ich im Lauf der Zeit abhielt, erkannte ich immer deutlicher, dass meine Methode bei jeder anderen Form von

Drogenabhängigkeit, einschließlich Alkohol- und Nikotinabhängigkeit, ebenso wirksam ist und darüber hinaus bei jeder Art von Problemem oder Phobien, die ausschließlich mentaler Natur sind, Hilfe bieten kann. Vielleicht glauben Sie, Probleme mit Nikotin, Heroin und Alkohol seien in erster Linie physischer Natur, da es sich bei ihnen allen um Giftstoffe handelt. Weit gefehlt. Sie sind nur ein Problem, weil wir sie konsumieren. Arsen und Strychnin sind ebenfalls hochwirksame Gifte, doch stellen sie kein Problem für uns dar, weil wir niemals den Wunsch oder das Bedürfnis verspüren, sie zu uns zu nehmen.

Die eigentliche Ursache des Problems ist die Vorstellung, Nikotin, Heroin oder Alkohol stellen ein Vergnügen oder eine Stütze dar. Und selbst wenn Sie der Meinung sein sollten, das Problem sei ganz oder zum Teil physischer Natur, kann man es dennoch nur im Kopf lösen. Beseitigen Sie den Wunsch oder das Bedürfnis, das Gift zu sich zu nehmen, und Sie haben das Problem gelöst.

In Adelles Vorstellung waren mit dem Rauchen aufzuhören und sich von Flugangst zu befreien zwei völlig gegensätzliche Probleme. Wie sollte man mit ein und derselben Methode beide Probleme lösen können? Ich muss zugeben, dass ihre Sichtweise auf den ersten Blick logisch erscheint. Man kann das Rauchen völlig zutreffend wie folgt beschreiben:

*Ein Zeitvertreib, von dem sich Raucher auch durch das 50-prozentige Todesrisiko nicht abhalten lassen.*

Fliegen könnte man im Gegensatz dazu ebenso stimmig folgendermaßen beschreiben:

*Ein Zeitvertreib, an dem bestimmte Menschen nur allzu gerne teilhätten, von dem sie sich aber durch das eins zu mehrere Millionen hohe Todesrisiko abhalten lassen.*

Merkwürdigerweise gibt es buchstäblich Millionen Menschen auf diesem Planeten, die unter beiden Problemen leiden. Der berühmte Golfspieler Neil Coles war ein typisches Beispiel dafür. Seine Flugangst hinderte ihn daran, Millionen Dollar bei amerikanischen Turnieren zu verdienen, dafür machte er kettenrauchend seine Runde um den Golfplatz.

Auf den ersten Blick erscheint es möglicherweise als das exakte Gegenteil, mit dem Rauchen aufzuhören und sich von seiner Flugangst zu befreien. Wer wie ich schon einmal unter Flugangst gelitten hat, mag geneigt sein zu glauben: Wenn man jemanden davon überzeugen will, mit dem Rauchen aufzuhören, will man ihn von etwas abbringen, was ihm Vergnügen bereitet, aber auch eine Gefahr für ihn darstellt. Will man dagegen jemanden überzeugen, seine Flugangst zu überwinden, will man ihn, weil es keinerlei Gefahr darstellt, zu etwas überreden, das er hasst.

Bringe ich so Klarheit in die Angelegenheit? Natürlich nicht. Im Gegenteil, ich stifte nur noch größere Verwirrung. Und die Verwirrung verursacht das Problem. Betrachten wir noch einmal beide Problembereiche. Raucher schwärmen in den höchsten Tönen vom Genuss des Rauchens. Sie erzählen Ihnen, wie exzellent Zigaretten schmecken, und scheinen dabei ganz zu vergessen, dass sie diese ja gar nicht essen. Sie erzählen Ihnen, wie Rauchen Langeweile und Stress aufheben kann und wie es Konzentration und Entspannung fördert, und scheinen sich dabei niemals zu fragen, wie es möglich ist, dass eine Zigarette exakt das Gegenteil von dem bewirken kann, was die vorhergehende Zigarette aus der identischen Packung bewirkt hat.

Trotz all dieser unglaublichen Vorteile der Zigaretten, von denen die Raucher zutiefst überzeugt sind, können Sie jeden x-beliebigen Raucher fragen, ob er seine Kinder zum Rauchen anstiften würde, und Sie werden nicht einen einzigen finden, der es gerne sehen würde, dass seine Kinder abhängig werden. Fragen Sie Raucher, warum sie ihre Kinder nicht dazu ermutigen, das Vergnügen und die Unterstützung für sich in Anspruch zu nehmen, die Zigaretten bieten, und sie werden Ausflüchte über Ausflüchte zu hören bekommen.

Liegt das eigentliche Problem der Raucher nicht darin, dass der rationale Teil ihres Gehirns ihnen sagt, sie sollten nicht rauchen, und gleichzeitig der irrationale Teil sie davon zu überzeugen versucht, dass sie besser rauchen sollten? Dessen sind sie sich sehr wohl bewusst, und aus diesem Grund ist ihnen auch die Vorstellung, ihre Kinder könnten abhängig werden, äußerst unangenehm.

Liegt das eigentliche Problem bei Menschen mit Flugangst nicht darin, dass der rationale Teil ihres Gehirns ihnen sagt, Fliegen sei absolut sicher, und der irrationale Teil behauptet, das sei es nicht?

In beiden Fällen haben wir es mit dem gleichen Problem zu tun: mit einer Art Schizophrenie. Wir sind zwei verschiedene Personen zur selben Zeit. Ein Teil unseres Gehirns sagt uns »rauche«, der andere fordert »rauche nicht«. Ein Teil unseres Gehirns sagt »fliege«, der andere behauptet »Fliegen ist gefährlich«.

Vielleicht haben Sie auch den Eindruck, es sei der rationale Teil Ihres Gehirns, der Sie vom Fliegen abhalten will und der irrationale, der Sie dazu überreden will. Wie sich das nun genau verhält, spielt keine Rolle. Wichtig ist nur, dass diese Schizophrenie und die Verwirrung die Probleme hervorrufen. Auf diesem Planeten gibt es viele Menschen, die noch nie geflogen sind und nicht unter dieser Schizophrenie leiden. Sie sind auch so zufrieden, und es sind eine ganze Reihe hochintelligenter Personen darunter.

Aus dem eben Erwähnten könnten Sie nun schließen, die Lösung liege darin, es einfach diesen gleichzutun. Doch Sie würden sich damit keinen guten Dienst erweisen, denn diese Menschen sind zwar zufrieden mit dem, was sie haben, wissen aber auch nicht, was ihnen entgeht. Ach was, manchmal ist es besser, nicht so viel zu wissen. Ja, das trifft aber nur zu, solange man es tatsächlich nicht weiß. Beim Rauchen erreichte ich irgendwann einmal den Punkt, an dem ich überhaupt nicht mehr versuchte aufzuhören. Ich legte mir die Einstellung zu, lieber das kürzere, dafür aber, wie ich glaubte, angenehmere Leben eines Rauchers führen zu wollen. Das Elend, Raucher zu sein, so folgerte ich, war bei weitem besser als das Elend eines Lebens ohne Zigaretten. Ich bin so unendlich dankbar, dass ich schließlich doch aufgehört habe und dass mein Leben als Nichtraucher in so vielerlei Hinsicht weitaus größeren Genuss bietet. Ich bedaure nur, dass ich das Geheimnis, wie das Aufhören leicht fallen kann, nicht schon viel früher entdeckt habe.

»Dir steht die Welt offen.« Ich weiß nicht, woher dieser Ausdruck stammt oder wie alt er ist, doch nie war er zutreffender als heute. Würden Sie jemanden beneiden, der nie den Führerschein gemacht hat? Ist das nicht fast so, als könnte man nicht laufen? Und ist es nicht ähnlich einschränkend, nicht fliegen zu können oder größte Angst auszustehen, wenn man endlich genügend Mut aufgebracht hat, ein Flugzeug zu besteigen? Fliegen kostet heute nicht mehr viel und ist keineswegs mehr den Reichen vorbehalten. Die Welt steht Ihnen nun offen. Die wunderbare Wahrheit lautet, dass Fliegen eine großartige und aufregende Erfahrung ist.

Ich habe Sie gebeten, offen zu sein und mit einem Gefühl der Vorfreude zu beginnen. Ich verlange keine psychologischen Tricks: Der Pessimist betrachtet die Flasche als halb leer, der Optimist als halb voll. Beim Beispiel des Fliegens ist die Flasche wirklich ganz voll, doch wer unter Flugangst leidet, betrachtet sie als leer. Werfen wir einen genaueren Blick auf

**die Verwirrung und die Gehirnwäsche.**

# 4
# Die Verwirrung und die Gehirnwäsche

Kurz nachdem ich meine Methode entdeckt hatte, wandte sich ein Arzt an mich, der damals in Großbritannien als führender Experte in der Raucherentwöhnung galt. Der Moderator Derek Jameson hatte mit meiner Methode zu rauchen aufgehört und mich in seine Sendung eingeladen. Der Arzt hörte die Sendung, erzählte mir, wie beeindruckt er sei und bat mich, ihn in seiner Praxis zu besuchen.

Zunächst war ich geschmeichelt, später allerdings verärgert, als er mir erklärte, er habe mich nicht eingeladen, um von meinen Ideen zu profitieren, sondern um mir die Möglichkeit zu bieten, von ihm etwas zu lernen. Er erläuterte mir, nach welchen Gesichtspunkten er die Raucher in neun verschiedene Typen unterteilte und dass er und seine Kollegen an der Entwicklung einer nicht süchtig machenden Zigarette arbeiteten. Mein Ärger wich schließlich dem Mitleid, das ich für ihn empfand, als mir allmählich klar wurde, dass er sein ganzes Leben damit verbracht hatte, die Lösung zu finden und diese nicht einmal erkannte, als sie ihm auf einem silbernen Tablett serviert wurde.

Es gibt viele verschiedene Rauchertypen: schwere Raucher, Gelegenheitsraucher, junge Raucher, alte Raucher, Raucher, die mit dem Rauchen Langeweile oder Stress beseitigen wollen, die aus Geselligkeit rauchen oder glauben, es würde zur Entspannung beitragen oder die Konzentration fördern.

Es gibt Gewohnheitsraucher und Suchtraucher. Es gibt Raucher, die wahlweise Zigaretten aus der Packung, selbst gedrehte Zigaretten, Zigarren oder eine Pfeife bevorzugen. Ärzte und Psychologen haben schon viele Stunden damit zugebracht, die unzähligen Typen von Rauchern zu analysieren und sie davon zu überzeugen, nicht mehr zu rauchen.

Ich hatte Glück. Ich entdeckte, dass es nur einen Typ Raucher gibt, nämlich den, der glaubt, das Rauchen sei für ihn ein Genuss und eine Hilfe. Und gleichzeitig realisierte ich, dass der Genuss und die Hilfe nichts anderes als eine raffiniert gesteuerte Illusion waren.

Warum war meine Methode so erfolgreich? Weil sie das exakte Gegenteil anderer Methoden darstellte. Diese anderen Methoden konzentrierten sich auf die gravierenden Nachteile, die mit dem Rauchen verbunden waren: das Risiko schrecklicher Erkrankungen, die Geldverschwendung, das Schmuddelige, das Stigma, die Versklavung. Mit anderen Worten, sie knüpften an der Idiotie an, die es bedeutet, Raucher zu sein. Dabei schienen sie völlig außer Acht zu lassen, dass sich die Raucher selbst ihrer Idiotie noch in viel stärkerem Maße bewusst waren, dass Raucher nicht aus den Gründen rauchen, aus denen sie es besser nicht täten, und dass das wahre Problem darin besteht, die Ursachen zu beseitigen, die sie zum Weiterrauchen veranlassen.

Worum handelte es sich nun bei meiner großen Entdeckung, die es jedem Raucher einfach macht, sofort und auf Dauer aufzuhören? Es handelte sich ganz einfach um Folgendes:

**Ich beseitigte die Verwirrung.**

Die unglaublichen Qualen, die Raucher beim Aufhören erleiden, beruhen nicht auf den schrecklichen Entzugserscheinungen vom Nikotin, sondern auf den Glauben, ein echtes Opfer zu bringen, auf der Annahme, Rauchen biete Vergnügen und Unterstützung, und sie würden ohne dieses Vergnügen und diese Unterstützung nicht mehr so viel Spaß beim Ausgehen haben oder Stress nicht mehr so gut aushalten können. Außerdem sind sie der Meinung, sie müssten ein schlimmes Trauma durchmachen, um frei zu werden, und bräuchten dazu Mut, Willenskraft und Disziplin.

Als Erstes deckte ich die Geheimnisse der Nikotinfalle auf – warum Raucher großen Spaß beim Ausgehen hatten und bestens mit Stress fertig wurden, bevor sie in die Abhängigkeit vom Nikotin gerieten, und dass Rauchen alles andere bewirkt, als Langeweile oder Stress zu beseitigen und Konzentration oder Entspannung zu fördern, sondern genau zum Gegenteil führt. Des Weiteren erklärte ich den Rauchern, dass sie, sobald sie die letzte Zigarette ausgedrückt haben, gesellige Ereignisse viel besser genießen können, mit Stress besser zurechtkommen werden und, das Wichtigste von allem, warum sie nicht ihr ganzes restliches Leben lang nach einer Zigarette lechzen werden.

Entscheidend war dabei, dass ich die Verwirrung und Angst der Raucher beseitigt hatte, bevor sie ihre letzte Zigarette ausdrückten. Als dieser Akt erfolgte, waren sie bereits Nichtraucher und konnten dies sofort genießen, wussten sie doch, dass sie nun über das Rüstzeug verfügten, mit Stress zurechtzukommen, und dass sie Zusammenkünfte mit anderen als größeres Vergnügen empfinden würden.

Wie kann nun meine Methode dazu beitragen, Ihre Flugangst zu beseitigen? Der Schlüssel dazu ist schon in Adelles Einführung enthalten. Sie beschreibt ihre Überraschung, dass sie sich nach unserer Unterhaltung von einer Person mit in ihren Augen paranoider Angst vor dem Fliegen in eine ganz andere verwandelt hatte, die sich nun tatsächlich auf diese Erfahrung freute. Ich nahm ihre Reaktion damals sehr deutlich und mit Wohlwollen wahr. Ich muss sogar zugeben, dass ich viel mehr überrascht war als sie selbst. Ich hatte nicht die geringste Absicht gehabt, ihr Problem aus der Welt zu schaffen, im Gegenteil, wir führten lediglich eine zwanglose Unterhaltung, in deren Verlauf ich zugab, wie große Angst auch ich einmal vor dem Fliegen gehabt hatte.

Mich ließ dieses Thema nicht mehr los. Adele hatte ihre Angst ganz offensichtlich abgelegt, und ebenso offensichtlich war das die Folge unserer Unterhaltung. Konnten auf der Grundlage meiner Methode, mit der sich Raucher auf der ganzen Welt von ihrer Nikotinsucht befreien, nicht auch diese Ängste behandelt werden? Ich entschloss mich daher, ein Buch darüber zu schreiben.

Es fiel mir zunächst nicht leicht, mein Vorhaben in die Tat umzusetzen. Schließlich hatte ich im Gegensatz zu Adele nach wie vor Probleme, meine Befangenheit zu überwinden. Erst als ich die für das Buch nötigen Recherchen anstellte, begriff ich, warum sich Adelle völlig von ihrer Flugangst befreit hatte und warum diese Untersuchungen mich schließlich in die Lage versetzten, jeden Rest von Befangenheit, der mir in Bezug auf das Fliegen noch geblieben war, ebenfalls loszuwerden.

Ein Teil dieser Recherchen bestand darin, Bücher und Kassetten anderer Experten zu studieren. Dabei trat sehr schnell zu Tage, dass die Ratschläge, so gut sie auch gemeint sein mochten, weniger darauf abzielten, die Flugangst zu beseitigen, als in erster Linie Techniken aufzeigen sollten, wie man mit dieser Angst umzugehen lernt und sich trotz ihrer Präsenz zu fliegen traut. Wie bei so vielen Verfahren der modernen Medizin, sei es die Heilung körperlicher oder seelischer Leiden, schien auch hier das Prinzip zugrunde zu liegen, die Symptome der Krankheit beseitigen zu wollen, nicht aber ihre Ursachen.

Ich spreche hier von Panik- und Angstattacken, von beschleunigtem Herzschlag, Atemnot, nass geschwitzten Handflächen und anderen unangenehmen körperlichen Symptomen, unter denen Menschen mit Flugangst normalerweise leiden. Diese unerwünschten äußerlichen Anzeichen in Kombination mit der Angst, man könnte von ihnen befallen werden, sind die unmittelbare Folge von Flugangst. Wir werden Sie von Ihrer Flugangst befreien und damit automatisch alle unerwünschten, körperlichen Symptome beseitigen, unter denen Sie bisher vielleicht gelitten haben. Und damit verschwindet auch die Angst, davon befallen zu werden. Ratschläge zu erteilen, wie man mit diesen körperlichen Symptomen umgehen kann, bedeutet nichts anderes als zu behaupten: Ihre Flugangst ist die Folge unangenehmer körperlicher Symptome; lernen Sie damit umzugehen, und Sie werden nach und nach Ihre Flugangst überwinden.

Das trägt aber nur dazu bei, die bereits existierende Verwirrung noch zu steigern. Ich sollte vielleicht auch anmerken, dass es sich bei meiner Methode nicht um einen schrittweisen Lernprozess handelt, wie man mit seiner Angst leben und umgehen kann. Als Schuljunge war ich Boxchampion und fürchtete mich vor Spinnen. Die gleiche Kultur, die mir vermittelt hatte, es sei irgendwie heldenhaft, einem anderen unglücklichen Jungen das Hirn aus dem Kopf prügeln zu wollen, während man gleichzeitig verzweifelt versuchte, das eigene zu schützen, hatte mir auch beigebracht, ich müsse mich wegen meiner Angst vor Spinnen schämen – Männer fürchten sich nicht vor Spinnen –, nur Mädchen könnten sich das erlauben. Also beschloss ich, gegen meine Angst anzugehen.

Ich fand eine winzige Spinne und hielt diese in der geschlossenen Hand. Diese Übung wiederholte ich mit immer größeren Spinnen, bis ich irgendwann ein haariges Monster in der Hand hielt. In diesem Stadium überfiel mich der Gedanke: »Was mache ich da bloß – *Ich hasse Spinnen*!«

Noch heute hasse ich Spinnen. Sich dem Problem zu stellen, half nicht. Allerdings habe ich gelernt, damit zu leben.

Viele andere Menschen geben zu, vor Spinnen Angst zu haben, und ich vermute schon seit langem, dass viele von denen, die sich angeblich nicht fürchten, nicht ganz die Wahrheit sagen. Warum sonst sollten sie ein riesiges, haariges Monster in die Hand nehmen müssen? Ich habe keine Angst vor Zuckerwürfeln, aber ich betrachte es auch nicht als notwendig, mehrere Sekunden lang einen Würfel in die Hand zu nehmen, um dies zu beweisen. Wenn eine Spinne an der Decke sitzt, halte ich mich nicht unmittelbar darunter auf. Sitzt sie auf dem Boden, kann es vorkommen, dass ich unbewusst auf sie trete.

Ich habe mir sagen lassen, meine Angst vor Spinnen sei eine Phobie und völlig irrational, da es in ganz Großbritannien keine Spinne gebe, die mir irgendeinen Schaden zufügen könnte. Dessen bin ich mir bewusst. Jemand, der auf den Gehsteig spuckt, oder dort herumliegender Hundekot fügt mir auch keinen Schaden zu, aber beides empfinde ich als unangenehm, also versuche ich solchen Dingen aus dem Weg zu gehen. Wenn Hundehaufen dieselben unangenehmen Eigenschaften hätten wie Spinnen, nämlich acht Beine, mit denen sie immer dann aus abgeschiedenen Ecken auftauchen, wenn man sie am allerwenigsten erwartet, die Fähigkeit, mit Schallgeschwindigkeit und doch schweigend von der Decke auf einen herunterzustürzen, die Kunst, exakt in der Höhe des Gesichts unsichtbare, klebende Fäden zu spinnen, sodass man nicht einmal feststellen kann, ob die Spinne darin sitzt, wenn man hineinläuft, dann hätte ich auch Angst vor Hundehaufen, auch wenn sie mir keinen Schaden zufügen würden. Ich betrachte meine Einstellung gegenüber Spinnen nicht als Phobie – sie war und wird immer die gleiche sein.

Haben Sie das Gefühl, mit Ihrer Einstellung zum Fliegen verhält es sich genauso? Diese unterscheidet sich in zwei wesentlichen Punkten:

*1. Selbst wenn meine Angst vor Spinnen irrational ist, geht es mir doch besser, wenn ich den Kontakt mit ihnen vermeiden kann, und ich habe nicht das ungute Gefühl, dann etwas zu verpassen.*
*2. Angst vor dem Fliegen ist eigentlich irrational. Sie beruht auf der falschen Annahme, Fliegen sei nicht sicher oder unangenehm. Schaffen Sie diese falsche Annahme aus der Welt, und Sie beseitigen auch die Angst.*

Nun höre ich schon Ihren Einwand:

**Ich *weiss*, dass Fliegen sicher ist, und trotzdem habe ich diese Angst!!!**

Nein, Sie wissen nicht, dass Fliegen sicher ist. Vielleicht wurden Sie mit Statistiken bombardiert, die beweisen, dass Fliegen die sicherste Form der Fortbewegung darstellt. Und Ihre Vernunft schenkt diesen Zahlen vielleicht sogar Glauben. Doch gleichzeitig wurden Sie von Geburt an auch mit Informationen überschüttet, die Ihnen vermitteln, Fliegen sei unnatürlich und gefährlich. Diese wirken wie eine Gehirnwäsche.

Die Probleme entstehen durch die Verwirrung. Wir werden diese Verwirrung beseitigen. Dazu betrachten wir als Erstes

**den Fragebogen.**

# 5
# Der Fragebogen

Worum geht es darin? Es handelt sich um einen Fragebogen, den ich Hunderten von Personen, die unter Flugangst leiden, vorgelegt habe. Ich stand den vielen Fakten und Theorien, die ich in den Büchern der Experten fand, skeptisch gegenüber und musste ihre Glaubwürdigkeit überprüfen.

Ich hoffte, der Fragebogen würde dazu beitragen, einen Großteil der Verwirrung aufzulösen. Das tat er letztlich auch, aber vorerst wurde die Konfusion nur noch größer. Da ich selbst es hasse, Formulare und Fragebogen auszufüllen, legte ich die Fragen so an, dass man die meisten nur mit einem einfachen Ja oder Nein beantworten musste. Über 300 Betroffene füllten den Fragebogen aus. Das Ergebnis finden Sie im Anhang (siehe Seite 173 f.)

Eigentlich hatte ich erwartet, die Antworten würden sich mit meinen eigenen Erfahrungen decken, die ich in den ersten Kapiteln beschrieben habe. Ich hatte das Gefühl, meine Ängste seien irrational und ein Zeichen von Feigheit und schämte mich dafür. Doch viele Menschen, die unter Flugangst leiden, beschreiben genau das Gegenteil. Angesichts meines damaligen Wissens war meine Angst ausgesprochen rational. Und ich war gewiss nicht feige, sondern sogar ziemlich mutig. Warum? Weil ich trotz der Überzeugung, ich würde mein Leben riskieren, das Flugzeug bestieg und keiner Menschenseele von den Qualen erzählte, die ich durchmachte. Gleichzeitig fühlte ich mich ziemlich töricht. Warum? Weil es mir peinlich war, ich dies aber für mich behielt. Meine Angst zu sterben wurde noch übertroffen von der Angst, vor meiner Frau, meinen Kindern und Freunden das Gesicht zu verlieren. Schließlich hatte mir die Gesellschaft eingeimpft, dass Männer weder Angst vor Spinnen noch Angst vor irgendetwas anderem haben dürften, Angst war ausschließlich Frauen und Kindern vorbehalten.

Erst Jahre später erfuhr ich, dass wir alle vier gleich befangen waren. Doch jeder von uns hatte es dummerweise für sich behalten. Ich kann mir nicht vorstellen, dass die anderen drei vor, während und nach unserem Urlaub den gleichen Albtraum durchmachten, aber in jedem Fall wäre es angenehmer gewesen, oder das Martyrium wäre nicht ganz so schlimm ausgefallen, wenn wir den Mut aufgebracht hätten, unsere Befürchtungen zu äußern und zu teilen. Ich bin aufrichtig davon überzeugt, meine Befangenheit hätte sich nicht zu einem Albtraum ausgewachsen, hätte ich nur gewusst, dass ich nicht allein bin.

Möglicherweise haben Sie trotz Ihrer Flugangst schon den Mut aufgebracht, dieses Martyrium ein oder mehrere Male durchzustehen. Wenn das zutrifft, haben Sie allen Grund, stolz auf sich zu sein. Oder ist Ihre Angst dergestalt, dass Sie zwar Flüge gebucht haben, diese aber in letzter Sekunde stornieren ließen? Oder haben Sie das Flugzeug zwar betreten, sind vor dem Start aber wieder ausgestiegen und haben niemals den Mut aufgebracht, den Flug mitzumachen? Bedeutet das, Sie sind weniger mutig als ich und haben allen Grund, sich dessen zu schämen? Oder heißt es, Sie sind weniger töricht, als ich es war? Wie konnte ich mich überhaupt gleichzeitig tapfer und töricht fühlen?

Diese offensichtlich widersprüchlichen Emotionen können sehr verwirrend sein, vor allem bei jungen Menschen. Vielleicht kann ein anderes Erlebnis aus meiner Jugend dazu beitragen, die Verwirrung aufzulösen. Ich meine damit

**meine Erfahrungen mit Eugine.**

# 6
# Meine Erfahrungen mit Eugine

Wenn ich auf meine Zeit als junger Rechnungsprüfer zu sprechen komme, verfalle ich wohl wieder in meine Monty-Python-Attitüde. Damals kämpfte ich mit einem Gehalt von acht Mark die Woche um das Überleben. Wir wurden wie die Knechte bezahlt, sollten uns aber wie Herren benehmen. Also durften wir auch die Reisekosten für eine Zugfahrkarte erster Klasse von unserer Stadt zum Standort des Kunden abrechnen. Dass wir alle dritter Klasse fuhren, muss ich wohl nicht gesondert erwähnen.

In dem hier relevanten Beispiel befand sich der Kunde in Biggleswade. Ich will die Bewohner von Biggleswade in keiner Weise beleidigen, doch damals war der Ort ein echtes Kaff. Vier ausgehungerte Angestellte waren als Prüfer dorthin geschickt worden und einer von ihnen, den ich hier Eugine nenne, hatte die brillante Idee, man könnte einen Mietwagen nehmen.

Damals besaßen nur sehr reiche Leute ein Auto. Ich gratulierte ihm zu seiner Idee und dachte mir, der wird einmal ein hervorragender Buchhalter. Wir würden nicht nur von der Differenz zwischen erster und dritter Klasse profitieren, sondern noch günstiger wegkommen.

Damals war ich noch ziemlich naiv. Ich hätte nie geglaubt, dass dieser Kerl ebenso wenig Lust darauf hatte, Wirtschaftsprüfer zu werden, wie ich. Er begeisterte sich für Autorennen, und sein wahres Motiv war nicht, ein paar Mark zu sparen, sondern sich einmal wie Sterling Moss in Le Mans zu fühlen, indem er in einem heruntergekommenen Austin A40 mit 120 Stundenkilometern auf der Autobahn dahindonnerte.

Ich weiß, dass 120 Stundenkilometer in der heutigen Zeit einen Autofahrer nicht weiter beeindrucken. Doch damals galten 60 Stundenkilometer schon als Rasen, während es heute als gefährlich langsames Fahren betrachtet wird. Sicherheitsgurte und Antiblockiersysteme waren noch unbekannt. Abgefahrene Reifen waren normal, und man galt sogar als etwas eigen, wenn man einen auswechselte, bevor er geplatzt war. Die A1 war damals über lange Strecken noch nicht einmal zweispurig ausgebaut.

Ist Ihnen schon einmal aufgefallen, dass wir alle eine Vorliebe für genau das hegen, wofür wir körperlich oder geistig am allerwenigsten geeignet sind? Dass 120-Kilo-Frauen mittleren Alters am liebsten Catsuits und Leggings tragen? Ich habe auch irgendwann einmal gehört, dass Luciano Pavarotti eigentlich viel lieber Balletttänzer geworden wäre.

Eugine war ausgesprochen kurzsichtig. Mit den Möglichkeiten der modernen Optik würde seine Sehbehinderung heute keinem auffallen. Doch damals hatte er in seiner Brille das, was man Flaschenglas nannte. Die Gläser waren mindestens zwei Zentimeter dick, sie verzerrten seine Augen immens, und man konnte seine Kurzsichtigkeit einfach nicht übersehen.

Aber das alles wäre wohl nicht so schlimm gewesen, wenn man den Eindruck gehabt hätte, seine Brille würde sein schlechtes Sehvermögen irgendwie ausgleichen. Doch aus seiner Angewohnheit, sich beim Fahren so weit nach vorne zu beugen, dass er mit der Nase fast an die Windschutzscheibe stieß, musste man schließen, dass er nicht ausreichend sehen konnte.

Ich hielt es für ein großes Glück, hinten sitzen zu dürfen. Ihn schien es nicht weiter zu sorgen, dass er zu weit nach vorne gebeugt war, um noch in den Rückspiegel sehen zu können. Vielleicht tue ich ihm auch Unrecht. Zur damaligen Zeit und bei der Geschwindigkeit, mit der er fuhr, brachte ein Blick in den Rückspiegel nicht sonderlich viel. Doch zu allem Unglück hatte er auch noch diese vielen Fahrern eigene, entnervende Angewohnheit, von der Straße wegzusehen, wenn er das Wort an jemanden richtete. Ich weiß, es ist ein Zeichen der Höflichkeit, die Leute anzusehen, wenn man mit ihnen spricht, doch wenn man dabei Auto fährt, ist es auch ausgesprochen gefährlich. Jedes Mal, wenn er sich so verhielt, war ich versucht, ihn an den Ohren zu packen und seinen Kopf geradeaus zu richten. Die ganze Fahrt von London nach Biggleswade und zurück war ich wie versteinert vor Angst und brachte kein einziges Wort heraus.

Das ganze Wochenende lang erklärte ich meiner Frau, dass ich Eugine für einen gefährlichen Fahrer hielte und in der darauf folgenden Woche lieber mit dem Zug fahren würde. Das Problem war nur, dass sich dann der Mietwagen nicht mehr gelohnt hätte. Ich verbrachte ein ziemlich unangenehmes Wochenende. Wenn ich mich ausgeklinkt hätte, hätte ich einen triftigen Grund dafür nennen müssen. Ich hätte entweder zugeben können, dass ich Angst hatte, dann hätte ich mich aber feige gefühlt und mein Gesicht verloren. Oder ich hätte Eugine als Fahrer schlecht machen können, aber dann wäre ich mir noch feiger vorgekommen, denn bei meiner damaligen verworrenen Denkweise wäre ich davon ausgegangen, sein Fahrvermögen nur aus meiner irrationalen Angst heraus kritisiert zu haben.

Ich war ziemlich stolz, schließlich doch meine Angst überwunden zu haben und den gleichen Albtraum auch in der zweiten Woche durchzustehen. Und hätte Eugine den Wagen in der dritten Woche nicht bei 120 Stundenkilometern zu Schrott gefahren, wäre ich noch heute stolz auf mich.

Vielleicht haben Sie schon einmal folgenden Ausspruch gehört:

**Zu viel Nachdenken macht feige!**

Ich habe diese Phrase im Laufe meines Lebens häufig benutzt, ohne darüber nachzudenken, was sie wirklich bedeutet. Ich sagte, ich sei stolz gewesen, dass ich den Mut aufbrachte, meine Angst zu überwinden, und das war ich tatsächlich. Gleichzeitig fühlte ich mich aber auch feige, dass ich nicht den Mumm hatte, meine wahre Meinung zu vertreten und den Zug zu nehmen. Der Unfall war für mich der Beweis, dass ich die falsche Entscheidung getroffen hatte. Wir lächerlich war es doch, mein Leben aufs Spiel zu setzen, um ein paar Mark zu sparen. Es erforderte weniger Mut, sich erneut dem Albtraum auszusetzen, als meine Angst einzugestehen und gleichzeitig in Kauf zu nehmen, meinen Kollegen bloßzustellen und zu beleidigen. Ich fühlte mich als Feigling, wusste aber nicht, ob es daher kam, dass ich meine Angst nicht zugeben wollte oder dass ich mich nicht getraut hatte, etwas gegen meinen Freund zu sagen? Ich weiß nur, dass ich Jahre später bei einem ähnlichen Anlass, einem Urlaubs-Wochenende in Paris, keinen Moment zögerte, um dem Fahrer, dem 50-jährigen Pendant zu Eugine, mitzuteilen: »Ich sitze hier und fürchte mich zu Tode. Und wenn du nicht sofort langsamer fährst oder mich ans Steuer lässt, muss ich dich bitten, anzuhalten und mich aussteigen zu lassen.«

Meine eigene Angst war mir überhaupt nicht peinlich, weil ich wusste, dass er unachtsam fuhr. Zugegeben, ich fühlte mich ein bisschen unwohl, da ich ihn möglicherweise verletzt hatte. Doch selbst darüber hätte ich mir keine Sorgen zu machen brauchen. Er war in keiner Weise beleidigt, sondern entschuldigte sich und fuhr langsamer, sodass die Reise ein richtiges Vergnügen wurde und kein Albtraum. Bei dieser Gelegenheit musste ich keinen Konflikt mit mir selbst austragen. Ich glaube, dass zu viel Nachdenken uns feige machen kann. Noch zutreffender als die Aussage, »zu viel Nachdenken macht feige«, wäre meiner Meinung nach:

**Verwirrung macht feige!**

Im ersten Beispiel herrschte Konfusion in meinem Gehirn. Eher setzte ich mein Leben aufs Spiel, als einen Freund zu verletzen. Das war Dummheit in Reinform. Zum Glück hatte ich bis zum zweiten Anlass meine Lektion gelernt. Die Verwirrung war beseitigt.

Nun fragen Sie sich vielleicht, was das alles mit Ihrer Flugangst zu tun haben soll. Möchte ich Sie davon überzeugen, dass Sie, falls Sie Fliegen für gefährlich halten, den Mut aufbringen, diese Tatsache zu akzeptieren, und sich einfach weigern zu fliegen? Wenn Fliegen tatsächlich gefährlich wäre, hätten Sie dabei meine volle Unterstützung.

Nein, ich möchte lediglich die Verwirrung beseitigen. Menschen mit Flugangst lassen sich in zwei grundlegende Typen unterteilen:

1. *Personen, die trotz ihrer Angst bereits den Mut aufgebracht haben zu fliegen.*
2. *Personen, die nie genügend Mut fassen konnten, ihre Angst zu überwinden, und daher noch nie geflogen sind.*

Doch diese Unterscheidung ist irreführend. Gehöre ich zur ersten Kategorie, kann ich sagen: »Immerhin hatte ich den Mut, meiner Angst die Stirn zu bieten.« Als zur zweiten Gruppe gehörender Nichtflieger können Sie kontern: »Was wissen Sie schon von Flugangst? Wenn Sie nur einen Bruchteil der Qualen erlitten hätten, die ich durchmache, würden Sie keinem Flughafen näher als zehn Kilometer kommen.«

Das ist das wirklich Schlimme an jeder Art von Krankeit oder Beeinträchtigung, sei sie seelischer oder körperlicher Art: Man ist einsam, niemand kann das eigene Leiden nachvollziehen. Zwei Personen, die unter Flugangst oder einer anderen Krankheit leiden, mögen es als Trost empfinden, über das Problem zu sprechen. Ich habe jedoch die Erfahrung gemacht, dass diese Unterhaltungen noch mehr Probleme hervorrufen als sie beseitigen können, wenn man sie in einen Wettkampf ausarten lässt, wer von den beiden Betroffenen am meisten leidet, und wenn dabei irreführende und destruktive Informationen ausgetauscht werden.

Falls es Sie noch interessiert, welcher Schaden entstanden ist, nachdem Eugine den Wagen mit 120 Stundenkilometern auf das Dach gelegt hatte, kann ich Ihnen zum Glück mitteilen, dass wie durch ein Wunder keiner der vier Insassen schlimme Verletzungen davontrug. Meine Kollegen bekamen ein paar leichte Kratzer und Abschürfungen ab, mir war überhaupt nichts passiert. Doch ich bin davon überzeugt, dass dieses Erlebnis später zur Entstehung meiner Flugangst beitrug.

Wie ich immer wieder betonen werde, ist es die Verwirrung, die das Problem verursacht: Bin ich ein Narr und ein Feigling, weil ich weiß, dass Fliegen zwar sicher ist, ich aber dennoch nicht genügend Mut aufbringe es zu tun? Oder, falls ich den nötigen Mut fasse, bin ich töricht, mein Leben zu riskieren und mich diesem Albtraum auszusetzen?

Werfen wir einen genaueren Blick auf die eigentliche Ursache des Problems, die

**Angst.**

# 7
# Angst

Ob Sie uns nun als die Geschöpfe einer Gottheit oder einer ebenso mächtigen Intelligenz betrachten, ob Sie uns für die Krone drei Milliarden Jahre andauernder Selektion halten oder, wie ich, der Meinung sind, Evolution und natürliche Selektion seien lediglich Abläufe, die jene Intelligenz, die uns geschaffen hat, zu unserer Vervollkommung einsetzt – nur ein Narr würde bestreiten, dass ein gesunder menschlicher Körper, der von einem gesunden menschlichen Geist gesteuert wird, das kraftvollste Wesen auf diesem Planeten darstellt.

Wir sind mit einer Reihe von Leitmechanismen ausgerüstet, die unser Überleben sicherstellen, ob wir es wollen oder nicht. Einer dieser Mechanismen heißt Angst. Für viele Menschen ist Angst eine Form von Schwäche oder Feigheit. Doch ohne Angst vor Feuer, Höhe, vor dem Ertrinken oder vor Angriffen würden wir nicht überleben.

Ich weiß nicht, wie oft ich von Teilnehmern an unseren Nichtraucherkursen schon folgenden Satz gehört habe: »Ich bin nervlich angeschlagen.« Als ob Nervosität eine Art von Krankheit wäre. Die Tür schlägt zu. Sie springen einen halben Meter in die Höhe. Das hat nichts mit schlechten Nerven zu tun. Es zeugt von guten Nerven. Beobachten Sie einmal Stare beim Futterpicken. Sie scheinen alles um sich herum völlig vergessen zu haben, doch beim kleinsten Geräusch werden sie alle gleichzeitig auffliegen. Dieses Geräusch könnte »Katze« bedeuten, und der Vogel, der nicht die Flucht ergreift, wird aufgefressen.

In unserer Vorstellung ist Angst etwas Böses. Wir bewundern Menschen, die keine Angst haben. Doch genau das ist falsch. Angst ist unser Schutzschild. Sie ist ein Warnsignal. Sie sagt uns:

**Vorsicht – dein Leben ist in Gefahr!!!**

Seien Sie nicht neidisch auf Menschen, die keine Angst haben. Wir verwechseln Furchtlosigkeit gerne mit Tapferkeit. Mein Wörterbuch definiert Tapferkeit als Fähigkeit, sich einer Gefahr zu stellen und gegen sie anzukämpfen. Doch wie kann man jemanden, der keine Angst hat, als tapfer bezeichnen? Voraussetzung für Tapferkeit ist die Überwindung von Angst. Wenn Sie zum Beispiel keine Angst vor Zugreisen haben, würden Sie sich wohl kaum als tapfer bezeichnen, wenn Sie den Zug genommen haben. Selbstverständlich nicht.

Ich habe heute keine Flugangst mehr und betrachte mich deshalb auch nicht als besonders tapfer, wenn ich ein Flugzeug besteige. Doch als ich diese Befangenheit verspürte, war ich irgendwie tapfer, wenn ich flog. Und als ich echte Angst verspürte, war ich ausgesprochen tapfer, wenn ich flog.

Soldaten oder Boxer werden oft als furchtlos bezeichnet. Wir neigen dazu, eine solche Beschreibung als Kompliment aufzufassen. Doch in Wirklichkeit ist sie in gewisser Weise verunglimpfend. Vermutet man Gefahr im Verzug, spielt es keine Rolle, ob diese Gefahr real existent oder nur denkbar ist. Alle normalen, gesunden Wesen sind darauf programmiert, Angst zu empfinden, wenn sie eine Gefahr auf sich zukommen sehen. Treten Sie versehentlich auf einen Nagel oder lehnen sich gegen einen heißen Ofen, kann dies sehr unangenehme Schmerzen nach sich ziehen, und wie Sie sich vielleicht wünschen, ohne Furcht zu sein, fänden Sie es möglicherweise auch sehr angenehm, keine Schmerzen zu empfinden.

Doch das wäre ein Fehler. Die Schmerzen bewirken, dass Sie Ihren Fuß sofort wegziehen, damit der Nagel sich nicht noch tiefer in die Sohle bohrt, oder dass Sie sich vom Ofen wegbewegen, um den Schaden in Grenzen zu halten. Schmerz ist Ihr Schutzschild. Manche Menschen werden ohne die Fähigkeit geboren, Schmerzen zu empfinden. Damit fehlt ihnen etwas, sie sind nicht normal und haben es schwer zu überleben. Da sie keine Schmerzen empfinden, bleiben sie am heißen Ofen lehnen und bemerken erst, wenn es nach verbranntem Fleisch riecht, dass etwas nicht stimmt.

Genauso verhält es sich mit Angst. Manche Menschen kommen ohne das Vorstellungsvermögen, das Gespür oder das intellektuelle Rüstzeug auf die Welt, entweder Gefahr vorauszuahnen oder sie zu erkennen, wenn sie sich bereits mitten darin befinden. Solche Menschen sind unnormal und haben eine Störung. Sie sind nicht zu beneiden, im Gegenteil, man muss Mitleid mit ihnen haben. Eugine hatte keine Angst. Hat er sein eigenes Leben und das seiner Beifahrer aufs Spiel gesetzt, weil er tapfer war oder weil er nicht das richtige Vorstellungsvermögen, Gespür oder intellektuelle Rüstzeug besaß?

Sollten wir Menschen, die keine Angst kennen, bewundern und rühmen? Nein, wir sollten Mitleid mit ihnen haben. Nur allzu oft rauben ihnen mangelnde Vorstellungskraft, Sensibilität und Intelligenz ihr wertvollstes Gut – ihr Leben – oder führen dazu, dass sie den Rest ihres Lebens als Krüppel verbringen müssen.

Sie brauchen sich wegen Ihrer Flugangst nicht zu schämen. Sie ist ein ganz und gar rationaler und natürlicher Impuls, und ich halte jeden, der noch nie unter Flugangst gelitten hat, für einen Lügner oder einen Narren.

Ich will es Ihnen nicht verübeln, wenn Sie das Gefühl haben, ich widerspräche mir selbst. Im vierten Kapitel (siehe Seite 26 bis 32) behauptete ich kategorisch, Angst vor dem Fliegen sei irrational. Und nun behaupte ich, Flugangst sei ganz und gar rational und jeder, der noch *niemals* darunter gelitten habe, sei entweder ein Lügner oder ein Narr.

Möglicherweise halten Sie das für eine ziemlich tollkühne Behauptung, zumal sich die anerkannten Experten einig sind, dass nur 20 Prozent aller Fluggäste Angst vor dem Fliegen haben. Aber sie sind sich auch einig, dass der Prozentsatz in Wirklichkeit weitaus höher liegt, da viele ihre Angst nicht zugeben wollen.

Der Fragebogen brachte etwas mehr Licht in die Angelegenheit. Ich fragte einen langjährigen Freund, ob er jemanden kenne, der unter Flugangst leide. Er sagte, ja, ich. Seine Antwort überraschte mich, denn zum einen schien er nicht der Typ Mensch zu sein, der vor etwas Angst hat, und zum anderen kannte ich ihn schon seit über 40 Jahren. Ich wusste, dass er regelmäßig flog, und hatte nicht die leiseste Ahnung, er könnte unter Flugangst leiden.

Der Fragebogen zeigte, dass er sich wegen seiner Flugangst nicht schämte oder sich feige, dumm oder minderwertig fühlte. Allerdings hatte er das Gefühl, diese Angst sei irrational. Ich fragte ihn, warum er sie für irrational hielt. Er sagte:

> *»So viele Leute erzählen mir, was für einen wundervollen Flug sie hatten. Offensichtlich finden die meisten Fliegen toll, also muss mit mir etwas nicht stimmen!«*

Mir fiel auf, dass ich in der Zeit, in der ich die bereits beschriebene Befangenheit verspürte, niemals einen Flug als wundervoll bezeichnet hätte. Ich sagte nur häufig: »Ich hatte einen ausgezeichneten Flug.« War das unehrlich? Nein, ich wollte damit zum Ausdruck bringen, dass es keine Verzögerungen gab und keine Turbulenzen, dass die Sitze bequem, Essen und Service exzellent waren und mein Gepäck nicht als allerletztes ausgeladen wurde.

Es ist sehr wichtig, nicht nur die Bedeutung der Worte an sich zur Kenntnis zu nehmen, sondern auch zwischen den Zeilen zu lesen.

*»Oh, ich kann es gut und gerne eine Woche ohne eine Zigarette aushalten, das macht mir überhaupt nichts aus!«*

Der starke Raucher glaubt dies und denkt:

*»Du Glücklicher, wenn ich das nur auch könnte.«*

Würde der Gelegenheitsraucher hingegen sagen,

*»Wissen Sie, ich halte es eine ganze Woche ohne Karotten aus!«*,

dächten Sie:

*»Das ist eine komische Aussage. Warum, zum Teufel, sagt er so etwas?«*

Damit will er Sie darüber informieren, dass Karotten kein Problem für ihn darstellen. Doch die Tatsache, dass er es für nötig hält, Ihnen dies mitzuteilen, stellt es bereits in Frage und bestätigt genau das Gegenteil. Warum prahlen Raucher damit, wie wenig sie rauchen? Als ich golfsüchtig war, prahlte ich damit, wie oft ich spielte und dass ich noch viel öfter spielen wollte.

Gelegenheitsraucher prahlen damit, wie wenig sie rauchen, weil sie am liebsten überhaupt nicht rauchen würden.

Und wenn sie Ihnen erzählen, sie könnten es eine Woche ohne Zigaretten aushalten, ist das Prahlerei. Dazu haben sie auch allen Grund, weil sie eine Menge Disziplin aufbringen mussten, um es eine ganze Woche ohne Zigaretten auszuhalten. Eigentlich teilen sie Ihnen aber mit, dass Zigaretten ein Problem für sie darstellen.

Mir war es peinlich, zu meiner Angst vor dem Boxen, vor Spinnen und vor dem Fliegen zu stehen. Und ohne Zweifel litt ich noch unter vielen anderen Ängsten, die ich mich unter dem Einfluss der Gehirnwäsche nicht zuzugeben traute.

Die tatsächliche Anzahl derjenigen Menschen, die noch nie unter Flugangst gelitten haben, werden wir niemals erfahren. Das macht aber nichts. Ich weiß jedoch mit absoluter Sicherheit, dass man mit jedem, der noch nie darunter gelitten hat, Mitleid empfinden muss.

Wie kann ich von Ihnen erwarten, Mitleid mit jemandem zu empfinden, der keine Flugangst hat, wo doch Ihr einziger Beweggrund, dieses Buch zu lesen, darin besteht, von dieser Angst befreit zu werden? Weil jeder körperlich und geistig gesunde Mensch instinktiv Angst vor dem Fliegen empfindet, und jeder, der damit noch nie Bekanntschaft gemacht hat, ein ernsthaftes Problem hat.

Wenn Flugangst ein natürlicher Instinkt ist, wie sollte die Methode von Allen Carr oder eine beliebige andere Methode sie dann beseitigen können?

Weil sie zwar einem natürlichen Instinkt folgt, aber dennoch irrational ist. Ein Nichtschwimmer empfindet die tiefe Seite eines Schwimmbeckens instinktiv als Furcht erregend. Sobald er aber Schwimmen gelernt hat, ist diese Angst irrational und löst sich auf. Werfen Sie den gleichen Schwimmer jedoch mitten in den Atlantik, wird diese Angst wieder rational werden, egal wie gut dieser inzwischen schwimmen kann.

Haben Sie schon einmal beobachtet, wie ein Vogel seine

Jungen zum ersten Flug ermutigt? Niemand würde in Frage stellen, dass Fliegen zu den natürlichen Instinkten eines Vogels gehört. Aber ebenso deutlich erkennbar ist, dass sogar Vögel vor diesem ersten Flug befangen sind.

Wichtig ist nicht, ob Fliegen einem Instinkt entspringt oder ein natürlicher Vorgang ist, sondern ob es sicher ist. Wir müssen akzeptieren, dass unsere natürlichen Instinkte uns mitteilen, es sei nicht sicher.

Hier wie auch bei meiner Methode, mit der ich Rauchern beim Aufhören helfe, möchte ich keine Zeit mit Dingen verschwenden, die Sie ohnehin bereits wissen – beispielsweise die zahlreichen und stichhaltigen Gründe, warum Sie nicht rauchen sollten –, vielmehr konzentriere ich mich auf das eigentliche Problem: die Ursachen zu beseitigen, die den Wunsch zu rauchen wachrufen. Ich muss Sie hier nicht in erster Linie davon überzeugen, wie sicher das Fliegen ist, das wissen Sie bereits. Das eigentliche Problem besteht darin, jene Faktoren auszuschalten, die Sie zur Annahme veranlassen, es sei nicht sicher.

Beschäftigen wir uns nun im Detail mit folgender Tatsache:

**Eine anfängliche Flugangst ist natürlich und rational.**

# 8
# Eine anfängliche Flugangst ist natürlich und rational

Als ich den Fragebogen vorbereitete, versuchte ich außer Acht zu lassen, wie die Antworten auf die einzelnen Fragen vermutlich lauten würden. Doch ich musste feststellen, dass mir dies nicht gelang. Für mich war überraschend, dass 67 Prozent der Befragten Flugangst für eine Phobie halten. Eine Phobie kann man als abnorme oder irrationale Angst beschreiben.

Doch wie bereits erwähnt, ist Angst nicht als Feind zu betrachten, sondern als Freund. Wir haben über rationale und irrationale Ängste gesprochen. Streng genommen kann Angst an sich nie irrational sein. Angst ist ein Warnsignal vor drohender Gefahr und versetzt uns in die Lage, gegen die Bedrohung anzugehen. Sie ist unser Freund und unabdingbar für unser Überleben. Selbst wenn sich herausstellen sollte, dass keine echte Gefahr bestand, ist die Angst dennoch rational.

Nehmen wir ein einfaches Beispiel. Wenn ein Gorilla in Gefangenschaft zum ersten Mal sein Spiegelbild sieht, hält er sein Abbild fälschlicherweise für einen Rivalen und entwickelt exakt die gleiche Angst und das gleiche aggressive Verhalten, das er einem echten Rivalen entgegenbringen würde. Sein Verhalten ist absolut rational. Hat er sich an das Spiegelbild gewöhnt, weiß er, dass es keine wirkliche Bedrohung darstellt. Würde er weiterhin auf die gleiche Weise reagieren, wäre sein Verhalten irrational. Doch das tut er nicht. Damit will ich verdeutlichen, dass Angst lediglich die rationale Reaktion auf eine echte oder angenommene Bedrohung darstellt. Sobald deutlich wird, dass die Bedrohung nicht ernst zu nehmen ist, verschwindet die Angst automatisch.

Nun könnten Sie einwenden:

*»Ich weiß, dass Fliegen sicher ist, und ich bin schon mehrmals geflogen, um mir dies zu beweisen, aber trotzdem habe ich Angst.«*

Dass Sie schon mehrere Flüge überlebt haben, beweist noch lange nicht die Ungefährlichkeit des Fliegens. Es kann sogar genau das Gegenteil bewirken. Manche Betroffenen finden es umso schlimmer, je öfter sie fliegen. Wenn Sie Angst vor dem Fliegen haben, kommt das daher, dass ein Teil Ihres Gehirns Fliegen nach wie vor als riskant oder unangenehm betrachtet. Gehen wir der Reihe nach die Fakten durch, die mich zur Annahme veranlassen, nur ein Lügner oder ein Narr würde anfangs keine Angst vor dem Fliegen verspüren. Zur Veranschaulichung führe ich in erster Linie, aber nicht ausschließlich, meine eigenen Erfahrungen an. Einige der Punkte, die ich ansprechen werde, haben in Ihrem Fall vielleicht keine Gültigkeit. Das macht nichts, Sie müssen sich nicht in sämtlichen Einzelheiten wieder erkennen, werden dies sicher aber in vielen tun. Sie sollten sich auch zusätzlicher anderer Faktoren bewusst sein, die in Ihrem speziellen Fall eine Rolle spielen.

Nach drei Milliarden Jahren Evolution und natürlicher Selektion enthält die DNA aller Lebewesen natürliche und instinktive Ängste, die ihnen helfen zu überleben. Für viele unabdingbar ist die Angst vor Höhe. Sie verhindert, dass junge Vögel aus dem Nest fallen (diejenigen, die hinausfallen, werden meist von ihren Geschwistern hinausgestoßen), und lässt uns große Vorsicht walten, wenn wir eine Leiter hochsteigen, weil wir instinktiv wissen, dass ein Sturz aus einer gewissen Höhe Verletzungen oder sogar den Tod nach sich ziehen könnte. Die meisten modernen Flugzeuge fliegen in ungefähr 10 000 Meter Höhe. Das ist ganz schön hoch. Es ist völlig natürlich, wenn wir in solcher Höhe Angst empfinden, insbesondere wenn alle unsere Instinkte melden, der Mensch sei nicht zum Fliegen geschaffen. Vögel ja, sie sind mit Flügeln geboren und wiegen nur wenige Gramm. Doch dass ein riesiger Metallbrocken mit mehreren Tonnen Eigengewicht, dazu das nicht unerhebliche Gewicht von Treibstoff, Passagieren, Besatzung und Fracht, den Gesetzen der Schwerkraft trotzen soll, widerspricht unseren natürlichen Instinkten. Wären wir zum Fliegen geschaffen, hätten wir Flügel.

Diese Todesangst. Angenommen, die Triebwerke fallen aus. Ich kann mich an mindestens zwei Gelegenheiten in meinem Leben erinnern, bei denen der Motor meines Autos während des Fahrens aussetzte. Und es hatte nichts damit zu tun, dass er nicht anspringen wollte oder der Benzintank leer war. In beiden Fällen drohte nicht die geringste Gefahr, also hatte ich auch keine Angst. Doch in der Luft braucht das Triebwerk nur ein einziges Mal auszusetzen, und Sie sind tot!

Diese Platzangst. Das Innere eines Flugzeugs wirkt häufig etwas beengt, vor allem wenn es voll besetzt ist. Das Wissen, dass der Sauerstoff mit zunehmender Höhe weniger wird, oder die Befürchtung, dass der Druck im Innenraum abfallen könnte, kann das Gefühl von Platzangst noch verstärken. Ich habe noch nie unter Platzangst gelitten, doch als diese Türen geschlossen wurden, ergriff ein Gefühl von mir Besitz, das ich für Platzangst hielt. Es war das Gefühl, in der Falle zu sitzen. Die Gurte, die mein Unbehagen mildern sollten, verstärkten dieses nur noch. Ich wusste, dass ich in diesem Stadium nicht mehr weg konnte, egal, welchen Albtraum ich durchmachen müsste, ich war so unwiderruflich gefangen, als wäre ich mit dem Fuß in eine Bärenfalle getreten.

Für mich gab es jedoch zwei noch gravierendere Ängste, und ich kann nicht mit Sicherheit sagen, welche von beiden schlimmer war. Zum einen durfte ich während der beiden Phasen des Fluges, die ich als die gefährlichsten betrachtete – beim Start und bei der Landung –, nicht rauchen. Damals glaubte ich, Zigaretten würden mir Mut und Selbstvertrauen geben, und in einem Moment, in dem ich sie am dringendsten brauchte, auf sie verzichten zu müssen, traf mich gleich doppelt.

Zu dieser Zeit wusste ich natürlich noch nicht, dass Rauchen keineswegs Selbstvertrauen und Mut stärkt, sondern beides schmälert. Wenn Sie Raucher sind, wird es Ihnen sicher schwer fallen, mir das zu glauben, obwohl es wahr ist. Ich habe viele Stunden meines Lebens damit verbracht Rauchern diese Wahrheit zu vermitteln. Wenn es Sie interessiert, warum Rauchen Selbstvertrauen und Mut vermindert, brauchen Sie nur *Endlich Nichtraucher!* zu lesen.

Meine zweite große Angst rührte daher, dass ich keine Kontrolle mehr ausüben konnte. Mein Leben lag nicht nur in der Hand irgendeines schnauzbärtigen, tollkühnen Piloten, sondern auch in der von Mechanikern, Ingenieuren und Fluglotsen.

Die Sicherheitsanweisungen vor dem Start bewirkten alles andere, als meine Ängste zu zerstreuen, sie verstärkten diese nur noch. Warum erklärte die Stewardess die Sauerstoffmasken? Ganz offensichtlich rechnete sie mit einem Druckabfall im Flugzeug. Und nicht nur das, sie erwartete einen Absturz! Warum sonst würde sie wohl so nachdrücklich darauf hinweisen, wie wichtig es sei, die Lage des nächsten Notausstiegs zu kennen? Und wir würden nicht nur abstürzen, sondern auch noch im Meer versinken. Wozu sollten die Schwimmwesten unter unseren Sitzen sonst gut sein?

Eine weitere Angst ist die vor **Feuer**! Ein Feuer am Boden ist schon schlimm genug, doch wie sollte die Feuerwehr in 10 000 Meter Höhe eingreifen?

Am meisten Angst hatte ich vor dem Wetter und vor Turbulenzen. Ich habe schon von jeher Vergnügungsfahrten auf Jahrmärkten gehasst. Der Gedanke an diese schrecklichen Luftlöcher, bei denen der Magen auf 10 000 Meter zu verharren scheint, während das Flugzeug und der Rest des Körpers innerhalb von Sekunden auf 9500 Meter absacken, war mein schlimmster Albtraum.

Mit Ausnahme der Luftlöcher, die es in Wirklichkeit gar nicht gibt, sind alle oben erwähnten Ängste natürlich, rational und fester Bestandteil unseres Erbguts. Zu unseren instinktiven Ängsten kommt noch die Gehirnwäsche, der wir von Geburt an ausgesetzt sind. Ich bin Jahrgang 1934. Das erste, was ich vom Fliegen mitbekam, war die *Battle of Britain*. Das Leben eines Piloten wurde damals in Wochen gerechnet. Da oben versuchten sie also, sich gegenseitig abzuschießen. Das hinterließ bei mir nicht gerade den Eindruck, Fliegen sei die sicherste Art der Fortbewegung. Und heute muss man ein Flugzeug nicht einmal mehr abschießen, es gibt Terroristen und Entführer, die jederzeit bereit sind, eine Bombe in einem Flugzeug zu platzieren.

Der kommerzielle Flugverkehr steckte damals noch in den Kinderschuhen. Ich weiß nicht, wie die Statistiken damals aussahen, doch ich betrachtete die Missachtung der Gesetze der Schwerkraft als höchst riskanten Zeitvertreib. Seit sich der erste Mensch in den Weltraum gewagt hat, sind schon über 40 Jahre vergangen. Es gab verhältnismäßig wenig Unfälle, doch ich halte eine Reise zum Mond nach wie vor für ein ausgesprochen gefährliches Unterfangen. Sie müssten mich schon mit Gewalt in eine Rakete zwingen, um mich dorthin zu bringen.

Doch die destruktivste und einflussreichste Form der Gehirnwäsche, die zur Steigerung unserer natürlichen und instinktiven Ängste beiträgt, kommt von den Medien. Sie lassen den Eindruck entstehen, dass täglich irgendwo in der Welt Flugzeuge vom Himmel fallen, gegen Berge krachen, zusammenstoßen, keinen Treibstoff mehr haben, ins Meer stürzen, entführt oder von Terroristen in die Luft gejagt werden, Materialfehler oder technische Defekte aufweisen, von Alkoholikern, Drogensüchtigen oder schlecht ausgebildeten Besatzungen geflogen werden, mit schadhaften Ersatzteilen bestückt sind, vom Kurs abweichen, von hurrikanartigen Stürmen gebeutelt oder vom Blitz getroffen, von Eis, Vogelschwärmen, Sandstürmen und anderen Naturgewalten bedroht werden.

Gleich nach den Medien kommen die vielen Hollywood-Produktionen über Flugzeugkatastrophen, die nur zum Teil auf Tatsachen beruhen. Sie wissen sicher, wovon ich spreche. Der Flugkapitän hat Eheprobleme und kann sich nicht hundertprozentig auf den Flug konzentrieren. Der Copilot ist heimlicher Alkoholiker und nimmt immer wieder einen kräftigen Schluck aus seinem Flachmann. Die Chefstewardess ist Nymphomanin und hat den Job nur bekommen, weil sie ihren Vorgesetzten erpresst hat. Der Fluglotse hat ein Drogenproblem. Einer der Passagiere ist Terrorist und hat eine Bombe im Flugzeug versteckt. Eine weitere Insassin ist im achten Monat schwanger und befindet sich im fortgeschrittenen Wehenstadium. Außerdem stellt sich heraus, dass ein dritter Passagier unter einer hochgradig ansteckenden Infektionskrankheit leidet und diese über die gesamte westliche Welt verbreiten wird, wenn er nicht umgehend das richtige Medikament erhält. Der Zielflughafen ist im Nebel versunken, dasselbe gilt für jeden anderen Flughafen im Umkreis von 800 Kilometern, und die Instrumente zeigen ein Leck im Treibstoffbehälter an. In dieser Situation fällt eines der Triebwerke aus, wenige Minuten später das zweite. Zu allem Überfluss ist auch noch die Hydraulik defekt, sodass die Fahrwerke nicht ausgefahren werden können.

Sicher glauben Sie nun, ich übertreibe. Natürlich übertreibe ich, genau wie Hollywood. Aber das alles wäre denkbar. Praktisch jede der beschriebenen Situationen ist schon einmal während eines Fluges aufgetreten. Doch wenn dies alles bei ein und demselben Flug eintreten sollte, müssten so viele Zufälle zusammentreffen, dass dieses Buch nicht ausreichen würde, um sie alle aufzuzählen.

In Wahrheit sind wir alle von diesen Filmen verdorben. Wenn wir sie in der Geborgenheit unseres Wohnzimmers ansehen, durchleben wir in komprimierter Form die Ängste der Besatzung und der Passagiere. Hat der Pilot schließlich wie durch ein Wunder die Landung geschafft, nehmen wir gemeinsam mit ihm wahr, wie die Anspannung sich löst, und haben das Gefühl, ihm genauso zujubeln zu müssen wie die Passagiere im Film.

Ob ich nun versuche, Rauchern zu helfen oder unmäßigen Essern, Alkoholikern, Heroinabhängigen oder Menschen mit Flugangst, meine Bemühungen laufen im Grunde darauf hinaus, die Angst zu beseitigen. In unsere Nichtraucherkurse kommen die Teilnehmer in unterschiedlichsten Stadien von Panik. Wie Menschen mit Flugangst geben sie es nicht gerne zu, auch wenn es mehr als offensichtlich ist. Wichtiger Bestandteil meiner Methode ist es, erst einmal eine entspannte Atmosphäre herzustellen, und nichts eignet sich dazu besser als Humor. Doch bei Menschen mit Flugangst scheinen Witze das Problem eher noch zu verschlimmern, als zu seiner Lösung beizutragen.

*»Zwei Iren befinden sich auf dem Rückflug nach Dublin. Gong – »Wenn Sie einen Blick aus dem Steuerbordfenster werfen, werden Sie feststellen, dass das Steuerbord-*

*triebwerk ausgefallen ist. Das ist allerdings kein Grund zur Sorge. Dies ist ein TriStar-Flugzeug. Es verfügt über drei Triebwerke und kann selbst mit nur einem noch fliegen und sicher landen. Der Antriebsverlust hat allerdings eine Verspätung von 30 Minuten zur Folge.« 30 Minuten später: Gong – »Wenn Sie einen Blick aus dem Backbordfenster werfen, werden Sie feststellen, dass das Backbordtriebwerk ebenfalls ausgefallen ist. Doch wie ich Ihnen bereits erklärt habe, ist das kein Grund zur Sorge, diese Maschine kann auch mit nur einem Triebwerk sicher landen. Die Ankunft wird sich dadurch allerdings um weitere 30 Minuten verzögern.« Daraufhin sagt einer der Iren zum anderen: »Wenn das dritte Triebwerk auch noch ausfällt, verbringen wir die ganze Nacht hier oben.«*

Erst einmal muss ich mich bei allen Iren entschuldigen. Aber zu meiner Entlastung kann ich anmerken, dass ein Ire mir den Witz erzählt hat. Ich fand es ziemlich ermutigend zu erfahren, dass eine TriStar mit nur einem Triebwerk sicher fliegen und landen kann. Doch ich glaubte es nicht. Warum sollte sie drei Triebwerke haben, wenn Sie eigentlich nur eines braucht? Außerdem enthält der Witz die Botschaft, es sei rein rechnerisch durchaus möglich, dass innerhalb einer halben Stunde zwei Triebwerke ausfallen.

Von all den Witzen, die ich über das Fliegen schon gehört habe, ist das derjenige, der die Flugangst noch am wenigsten schürt. Ein anderer handelt von einem Ausbilder, der einen Flugschüler bei einer Geschwindigkeit von 900 Stundenkilometern bis auf nur 50 Meter Höhe über den Strand von Brighton abfallen lässt:

*»Ausbilder: ›Ich wette, die Hälfte der Leute da unten glauben, wir haben ein Problem.‹*

*Flugschüler: ›Die Hälfte der Leute hier oben haben ein Problem!‹«*

Folgender Witz über einen 10-Dollar-Charterflug nach Florida, verstärkte meine massive Flugängste noch:

*»Wir saßen in dieser alten Dakota, in der noch die Einschusslöcher aus dem Zweiten Weltkrieg zu sehen waren, und warteten auf den Piloten. Schließlich wurde eine Gestalt mit Schirmmütze, goldenen Tressen, weißem Stock und dunkler Brille von einem Blindenhund zum Flugzeug geführt:*
*›Ist das der Pilot?‹*
*›Er ist der Beste in diesem Geschäft.‹*
*›Aber er ist blind! Wie weiß er, wann er hochziehen muss?‹*
*›Er hört unglaublich gut. Er jagt die Maschine die Startbahn hinunter, und wenn er über dem Dröhnen der Motoren die Passagiere aufschreien hört, weiß er, dass es Zeit ist, sie hochzuziehen.‹«*

Das mag ziemlich übertrieben klingen, aber mein erster Flug war ein Charterflug, und dieser Witz trug nicht unbedingt dazu bei, meine Ängste zu beschwichtigen.

Die schlimmsten Geschichten erzählen aber vermutlich die Personen, die unter Flugangst leiden, selbst. Ein klassisches Beispiel für Übertreibung durch die Medien und zusätzliche Dramatisierung durch die Passagiere ist die Meldung:

*»Flugzeug stürzt nach Druckverlust 7500 Meter in die Tiefe!«*

Was war tatsächlich passiert? Das Druckausgleichsystem war defekt, woraufhin, wie in einem solchen Fall vorgesehen, die Sauerstoffmasken herunterfielen. Die Passagiere waren wohlauf und konnten wunderbar atmen. Der Pilot fiel nach Überprüfung des Luftverkehrs schnell, aber völlig kontrolliert, auf 2000 Meter ab. Dass die Passagiere die Situation dramatisierten, ist nur natürlich. Würden Sie und ich nicht genauso reagieren? Der Pilot wurde als Held dargestellt. Er selbst war aber ziemlich bescheiden:

*»Ich tat nur das, was man mir für so einen Fall beigebracht hat.«*

Er schilderte den Zwischenfall exakt so, wie er sich ereignet hatte. Die Maschine war nicht einen einzigen Meter abgesackt, und es herrschte keinerlei Panik. Sowohl er als auch das Flugzeug reagierten während des gesamten Zwischenfalls absolut nach Plan. Es war reine Routine. Doch für Routineflüge haben die Medien kein Interesse, sie haben keinen Nachrichtenwert. Und wenn es keine neuen Nachrichten gibt, muss man eben welche schaffen.

In meinem Fragebogen gaben nur 11 Prozent der Befragten an, ihre Flugangst sei ihnen peinlich, und nur 22 Prozent hielten sie für ein Zeichen von Feigheit. 56 Prozent betrachteten sie als irrational, aber nur 33 Prozent hielten sie für dumm, 44 Prozent fühlten sich Personen ohne Flugangst unterlegen, und 67 Prozent werteten Flugangst als Phobie.

Nun möchte ich Sie bitten, mit diesem Kapitel noch einmal von vorne zu beginnen. Die verschiedenen instinktiven Ängste beim Fliegen sind natürlich und real. Die massive, von den Medien und von Hollywood ausgehende Gehirnwäsche, der wir von Geburt an ausgesetzt sind, ist ebenso real. Dazu kommt noch die Gehirnwäsche, die falschen Vorstellungen und fehlerhaften Informationen von Freunden,

Kollegen und der Gesellschaft im Allgemeinen, mit denen wir konfrontiert werden. Würden Sie mir nicht beipflichten, dass jeder, der noch niemals Flugangst verspürt hat, entweder ein Lügner oder ein Narr ist.

Sie haben überhaupt keinen Grund, sich zu schämen oder sich für dumm oder unterlegen zu halten, und solange Sie noch falsche Vorstellungen über das Fliegen haben, ist Ihre Angst keine Phobie, sondern völlig rational. Wenn Sie trotz Ihrer Flugangst schon geflogen sind, haben Sie auch ganz bestimmt keinen Anlass, sich als feige zu bezeichnen. Haben Sie niemals den nötigen Mut zum Fliegen aufgebracht oder es nach dem ersten Flug kein weiteres Mal mehr geschafft, heißt das nicht unbedingt, dass Sie weniger mutig sind. Es könnte lediglich bedeuten, dass Sie sensibler sind oder eine lebhaftere Fantasie haben, wodurch sich Ihre Angst steigert. Es könnte auch darauf hinweisen, dass Fliegen für Sie keine so große Notwendigkeit oder kein so großes Bedürfnis darstellt wie für andere. Es könnte aber durchaus auch ein Anzeichen dafür sein, dass Sie nicht besonders tapfer sind. Ein sicheres Urteil darüber ist nicht möglich.

Aber es ist auch gar nicht nötig. Dieses Buch will Ihnen nicht zu Mut verhelfen, um damit Ihre Angst zu überwinden, oder Ihnen Techniken vermitteln, mit deren Hilfe Sie damit umzugehen lernen. Selbst wenn ich das könnte, würde ich es nicht tun. Ich habe nicht die Absicht, Ihnen beizubringen, wie Sie bis ans Ende Ihrer Tage mit verkrampften Händen von einem Ort zum anderen fliegen.

Mein ausschließliches Ziel ist es, diese Ängste völlig zu beseitigen, sodass Sie das Fliegen wirklich genießen können. So wie die anfängliche Reaktion des Gorillas auf das Bild im Spiegel instinktiv erfolgte und natürlich war, sind es auch die verschiedenen mit dem Fliegen in Verbindung stehenden Ängste. Die wunderbare Wahrheit lautet, dass diese keine größere Bedrohung darstellen, als der Spiegel für den Gorilla. Das soll nicht heißen, dass ich Sie zu etwas überreden oder Ihnen etwas vormachen möchte. Die Luftfahrtindustrie hat bereits ausreichend versucht, Sie von der Sicherheit des Fliegens zu überzeugen, und bei der Mehrzahl der Flugreisenden ist ihr das auch gelungen. Doch Sie sind nicht so leichtgläubig, Sie geben sich erst zufrieden, wenn Sie sich persönlich davon überzeugt haben.

Ich habe behauptet, Fliegen sei völlig sicher. Will ich damit zum Ausdruck bringen, die Technik habe ein Stadium erreicht, in dem Unfälle unmöglich sind? Natürlich nicht. Ich sage lediglich, Fliegen ist heute so sicher, dass Ihre Ängste, sobald Sie alle Fakten kennen, für Sie so irrational sind wie für den Gorilla, als er entdeckte, dass er nur sein eigenes Spiegelbild sieht. Betrachten wir dazu einige Beispiele.

Liegen Sie nachts wach, weil Sie sich sorgen, Sie könnten durch den Tritt eines Esels zu Tode kommen? Sicher nicht. Doch jedes Jahr erleiden mehr Menschen Verletzungen, mit manchmal tödlichen Folgen, durch den Tritt eines Esels als durch das Fliegen. Eine wahre und doch überraschende Statistik. Vielleicht halten Sie den Vergleich für irrelevant, weil Sie keine Notwendigkeit oder Veranlassung sehen, sich in Reichweite des Hinterbeins eines Esels zu begeben, aber gerne fliegen würden.

Nehmen wir ein anderes Beispiel. Zittern Sie vor Todesangst, wenn Sie Ihren Garten betreten? 1997 starben mehr als 70 Briten bei Gartenunfällen und eine halbe Million erlitten Unfälle, die einen Krankenhausaufenthalt nach sich zogen. Todesfälle in Folge von Herzinfarkten oder ähnlichen Ursachen sind hier nicht inbegriffen. Auch wenn der britische Durchschnittsbürger erheblich mehr Stunden in seinem Garten als in einem Flugzeug verbringt, gilt für das Jahr 1997 im Hinblick auf den öffentlichen Personenverkehr in der Luft:

**Es gab in ganz Großbritannien nicht einen einzigen Unfall oder Todesfall!**

Sicher glauben Sie nun, ich habe 1997 als Beispiel gewählt, weil es ein besonders sicheres Jahr war. Noch sicherer kann es nicht werden. Doch ich hätte ebenso gut die Jahre 1988, 1990, 1991, 1992 oder 1996 nehmen können. Diese Jahre sind nicht die Ausnahme, sie sind die Regel. Für jedes dieser Jahre gilt:

**Es gab in ganz Großbritannien nicht einen einzigen Unfall oder Todesfall!**

Außer dem Ausflug in den Garten könnte ich noch jede Menge andere Beispiele anführen. Ich kann Ihnen keinen Vorwurf machen, wenn Sie den Verdacht hegen, ich wollte Sie anhand dieses Beispiels überzeugen, wie sicher Fliegen ist. Aber das ist falsch. Ich will damit aufzeigen, dass wir selbst mit dem Wissen, in unserem Garten könnte ein Unfall oder der Tod auf uns lauern, diesen doch mit einem Gefühl der Freude betreten können und nicht automatisch Endzeitstimmung dabei empfinden müssen.

Ich sollte noch unmissverständlich klar machen, dass sich dieses Buch und sämtliche Statistiken, die ich zitiere, nur auf normale Geschäfts- oder Urlaubsflüge inklusive der Charterflüge beziehen, die von Westeuropa, Nordamerika, Australien oder Neuseeland aus starten. Eingeschlossen sind Rückflüge von jedem beliebigen Ort der Welt, sofern sie mit der gleichen Fluggesellschaft erfolgen wie der Hinflug. Diese Flüge, das werde ich immer wieder anmerken, erfüllen:

**die Auswahlkriterien.**

Es ist wichtig, dass Ihnen die *Auswahlkriterien* präsent sind, denn ich werde häufig darauf Bezug nehmen. Eine der

Hauptursachen unserer Flugangst ist die massive Gehirnwäsche, der uns die Medien und Hollywood unterziehen. Ob es uns passt oder nicht, wir werden sowohl bewusst als auch unbewusst von der Gehirnwäsche beeinflusst. Die allermeisten Katastrophen oder Beinahe-Katastrophen, von denen wir in den Medien erfahren, sind nicht nur übertrieben dargestellt oder spekulativ, sondern beziehen sich auch noch auf Flüge jenseits der genannten *Auswahlkriterien*.

Hollywood übertreibt maßlos und leider auch allzu häufig bei Flügen, die die *Auswahlkriterien* erfüllen. Hollywood ist Fiktion! Und dennoch berühren uns diese Geschichten auf bewusster wie auch auf unbewusster Ebene. Wir müssen die Folgen dieser Gehirnwäsche beseitigen und mit knallharten Fakten arbeiten.

Die *Auswahlkriterien* beziehen sich nicht auf Hubschrauber, Heißluftballone, Luftschiffe, Militärflugzeuge, einmotorige Flugzeuge, Privatflugzeuge und alle Arten von Gleitern sowie Fluggesellschaften außerhalb der angegebenen Länder.

Bedeutet das, es sei gefährlich, mit Hubschraubern, Heißluftballonen oder Fluggesellschaften zu fliegen, die die *Auswahlkriterien* nicht erfüllen? Gefahr ist relativ. Ich kann dazu lediglich sagen, dass ich, nachdem ich mein Grauen vor dem Fliegen überwunden hatte, bei einem Hubschrauberflug über Manhattan eine gewisse Befangenheit verspürte und eine Fahrt im Heißluftballon über den Lake Tahoe vom Start bis zur Landung als großen Genuss empfand.

Für die meisten von uns sind Hubschrauberflüge und Fahrten im Heißluftballon nicht unbedingt notwendig, und unsere Lebensqualität ist nicht wesentlich eingeschränkt, wenn wir dazu keine Lust haben. Dieses Buch hat sich zum Ziel gesetzt, Menschen zu helfen, deren Leben ernsthaft beeinträchtigt ist, weil sie zu große Angst haben, die billigste, schnellste und sicherste Methode zu nutzen, um große Entfernungen zu überwinden, oder dies zwar tun, dabei aber von schlimmen Beklemmungen bis blankem Schrecken alles durchmachen.

Wenn Sie Flüge, die die *Auswahlkriterien* erfüllen, genießen können, entscheiden Sie sich vielleicht auch, über diese Grenzen hinauszugehen und einmal in einen Hubschrauber oder Heißluftballon zu steigen. Ich will keinesfalls behaupten, alle anderen Orte und Flugarten seien unsicher. Doch dieses Buch ist darauf ausgerichtet, jene Leser, die den *Auswahlkriterien* entsprechende Flüge gerne angenehm verbringen möchten, in die Lage zu versetzen, diese als absolut sicher zu betrachten. Daher beschränken sich meine Betrachtungen auf genau diese Flüge.

Ihre dritte Anweisung lautete, mit einem Gefühl der Freude und Spannung zu beginnen. Ich habe den Verdacht, dass der Inhalt dieses Kapitels Ihren Enthusiasmus etwas gebremst haben könnte. Aber es war unerlässlich, Ihnen die Ursachen Ihrer Flugangst bewusst zu machen und klarzustellen, dass diese nicht auf einem psychischen oder körperlichen Defekt beruht.

Die Gesellschaft tendiert dazu, Raucher als willensschwache, rücksichtslose und ziemlich törichte Menschen mit abstoßenden, unsozialen Angewohnheiten zu betrachten. Nachdem ich über 30 Jahre lang Kettenraucher war, konnte ich dieser Sichtweise nicht widersprechen. Erst als ich mich aus der Sklaverei befreite, war ich in der Lage, die Raucher im richtigen Licht zu sehen.

Ähnliche Vorbehalte hatte ich gegenüber meiner Angst vor dem Fliegen. Ich fühlte mich schwach, feige, unvernünftig und dumm. Erst als ich meine Angst abgelegt hatte, konnte ich die Wahrheit klar erkennen. Meine Erfahrungen mit dem Rauchen hätten mich eines Besseren belehren sollen, doch ich muss zugeben, ich war ziemlich überrascht, dass eine Reihe meiner Freunde und Bekannten, allesamt

Menschen, die ich seit Jahren als körperlich und mental starke und intelligente Erfolgsmenschen kannte, ebenfalls unter Flugangst litten. Die Auswertung des Fragebogens zeigte sehr schnell, dass es sich bei Menschen mit Flugangst nicht nur um hirnlose Feiglinge handelt. Die große Mehrzahl waren vernünftige und intelligente Menschen.

Von jetzt an verlange ich von Ihnen, alle negativen Gedanken zu verbannen. Glauben Sie deshalb aber nicht, es handle sich bei meiner Methode lediglich um eine Übung in positivem Denken. Ich war mein ganzes Leben lang Optimist und trotzdem wurde ich meine Angst vor dem Fliegen nicht los. Ich konnte sie noch nicht einmal ablegen, als ich die zu Grunde liegenden Ursachen klar erkannte. Ich verlor diese Angst erst, als ich wirklich verstand, warum diese Ursachen jeder Grundlage entbehrten.

Als klassisches Beispiel für positives Denken gilt das traditionelle Anfeuern amerikanischer Football-Mannschaften durch den Trainer vor dem Anstoß zum entscheidenden Spiel:

> *»Wir werden dort hinausgehen und sie vernichten. Wir werden sie zu Pulver verarbeiten. Wir werden sie vollständig besiegen, denn wir sind die Besten!«*

Ich würde mir dabei denken:

> *»Hält der mich für blöd?« Der andere Trainer sagt genau das Gleiche, aber eine Mannschaft muss der Verlierer sein!«*

Für mich handelt es sich bei diesem Anfeuern nicht um positives, sondern um einfältiges Denken.

Eine positive Einstimmung würde für mich so aussehen:

*»Wir haben einige Schwächen in ihrer Abwehr analysiert, die wir zu unserem Vorteil nützen können. Wir haben ihre Angriffstaktik studiert, exakt erkannt, wie sie ihre Punkte machen, und Gegenstrategien entwickelt. Wir sind genau so groß und schwer wie sie, aber wir haben besser trainiert und sind doppelt so fit. Wir haben unsere Techniken und Strategien bis zur Perfektion eingeübt. Wir sind ein Team, ein gut geölter Motor, wir können einfach nicht verlieren. Geht raus und habt Spaß.«*

Das ist echtes positives Denken, es basiert nicht auf Hoffnung, Glück oder Schicksal sondern auf soliden Fakten. Sie könnten nun einwenden, das andere Team habe vielleicht die gleiche Methode angewandt und werde durch mehr Cleverness siegen. Damit haben Sie völlig Recht, doch verfolgen wir das obige Beispiel weiter.

Nehmen wir an, Sie sind der anderen Mannschaft in allen Bereichen überlegen. Ihre Spieler sind größer, stärker, besser trainiert, flinker und intelligenter. Sie verfolgen in Angriff und Verteidigung die bessere Taktik, und Ihre Abwehrspieler und Stürmer sind doppelt so gut wie die des Gegners. Wie sollten Sie verlieren? Mir fällt nur ein Grund ein, warum Sie verlieren könnten: wenn Sie das Spielfeld nicht voller Selbstvertrauen betreten und nicht an sich glauben. Sie sind so überwältigt vom guten Ruf der anderen Mannschaft, dass Sie in einem Zustand von Panik antreten und vor der anderen Seite einfach kapitulieren. Mit anderen Worten, Sie verlieren das Spiel nicht aus Unvermögen, sondern auf Grund Ihrer pessimistischen Denkweise.

Aber Sie befinden sich in einer ganz anderen Situation:

**Es gibt keine gegnerische Mannschaft.**

Oder bei der gegnerischen Mannschaft handelt es sich lediglich um eine Reihe von Instinkten und Überzeugungen, die auf Täuschung und Illusion beruhen.

**So sieht die Wahrheit aus.**

Wir werden mit diesen Irrtümern Schritt für Schritt aufräumen. Auch wenn meine Methode nicht nur eine Übung in positivem Denken darstellt, ist eines für Sie doch unerlässlich:

**Denken Sie positiv!**

Das ist Ihre vierte Anweisung. Bewahren Sie sich eine positive Grundstimmung, denken Sie immer daran, dass Sie nichts zu verlieren, aber sehr viel zu gewinnen haben, und dass Sie nur Vorteile zu erwarten haben.

Räumen wir nun mit der ersten Fehleinschätzung auf:

## Wenn wir zum Fliegen geschaffen wären, hätten wir Flügel

# 9
# Wenn wir zum Fliegen geschaffen wären, hätten wir Flügel

Die Tatsache, dass uns etwas als unnatürlich erscheint, schließt nicht aus, dass wir daran ohne Angst oder Genuss teilhaben können. Wir sind nicht mit Rädern, Skiern oder Surfboards auf die Welt gekommen. Und wir sind auch nicht mit Häusern, Booten, Zügen, Fernsehern oder Telefonen geboren. Im Gegensatz zur Schildkröte tragen wir von Geburt an auch kein Haus auf dem Rücken, und ganz bestimmt hat der Computer, in den ich täglich hineinstarre, nichts Natürliches an sich, aber er erleichtert meine Arbeit wesentlich.

Überraschend bei der Auswertung des Fragebogens war auch, dass Züge im Vergleich zu allen anderen Transportmitteln als am wenigsten Angst einflößend betrachtet wurden. Doch auch Zugfahren kann man wohl kaum als eine natürliche Art der Fortbewegung betrachten. Wir sind nicht mit Rädern geboren, sind aber froh, uns unsere eigenen bauen zu können. Warum sind wir nicht genauso froh, unsere eigenen Flügel in Form von Flugzeugen bauen zu können?

Ich glaube, das liegt daran, dass Autos und Züge zwar auch nicht natürlich sind, aber offenbar nicht den Gesetzen der Schwerkraft trotzen. Mit dem Fliegen verbinden wir von Natur aus einige wenige Lebewesen, vor allem Vögel, die unglaublich leicht sind und ihre Flügel schlagen. Sir Isaac Newton war vielleicht der Erste, der die Gesetze der Schwerkraft formulierte, doch seit undenkbaren Zeiten wissen die

Lebewesen auf diesem Planeten, dass alles, was nach oben gelangt, auch wieder nach unten fallen muss. Und je schwerer das Lebewesen ist und je höher es steigt, umso heftiger ist der Aufprall, wenn es am Boden ankommt.

Ich bin sicher, dass hier der entscheidende Schlüssel zu unserer Flugangst liegt. Für unsere Instinkte scheint es keinen Zweifel zu geben, dass es für einen riesigen, mehrere Tonnen wiegenden Klumpen Metall unmöglich sein muss, mit 700 Stundenkilometern durch die Luft zu rasen, ohne mit einem gewaltigen Knall herunterzustürzen. Es erscheint einfach ganz und gar unnatürlich. Es widerspricht allen Naturgesetzen, darunter auch dem Newton'schen Gesetz, und jeder, der töricht genug ist, sich freiwillig in diesen Metallklumpen zu begeben, muss die Schuld bei sich selbst suchen, wenn er sich zu Tode ängstigt.

Aber in Wahrheit trotzt ein Flugzeug keineswegs den Gesetzen der Natur, sondern es befindet sich, genau wie ein Segelschiff, in perfekter Harmonie mit ihnen. Ehe wir uns der Frage zuwenden, wie ein großes Flugzeug starten und sich in der Luft halten kann, sollten wir eine ganz andere Frage klären: Wie schaffen es moderne Rennwagen und Schnellboote, auf dem Boden zu bleiben? Schließlich sind auch sie schwere Metallkörper. Ein moderner Linienjet startet und landet bei einer Geschwindigkeiten von ca. 250 Stundenkilometer.

Bei solchen Geschwindigkeiten besteht sogar bei Autos die Gefahr abzuheben. Wir alle kennen Aufnahmen von Schnellbooten, die durch die Luft fliegen, nachdem der Bug zu weit nach oben gerichtet war. Schnelle Autos und Boote müssen nach aeronautischen Richtlinien konstruiert werden, um ein Abheben zu vermeiden. Viele moderne Autos sind mit Spoilern ausgerüstet, die sie am Boden halten.

Wenn Sie schon jemals an einem windigen Tag einen Hut getragen haben – eine kleine Krempe ist schon ausreichend - wissen Sie, dass Sie ihn noch so tief nach unten ziehen können und der Wind ihn trotzdem hochheben und durch die Luft wirbeln wird, wenn Sie nicht den Kopf einziehen und gegen die Windrichtung halten. Der Wind muss dazu nicht einmal besonders stark wehen. Hat der Hut eine breitere Krempe, wird das Problem entsprechend größer. Ein laues Lüftchen reicht bereits aus, um beim *Ladys' Day* auf der Rennbahn in Ascot das absolute Chaos hervorzurufen.

Die in Ascot getragenen Kreationen dienen rein ästhetischen Zwecken. So gesehen ist es wirklich zu schade, dass die meisten von ihnen aeronautischen Gesetzmäßigkeiten unterliegen. Ein modernes Flugzeug dagegen ist mit Absicht so konstruiert, dass es optimalen Nutzen aus diesem natürlichen Phänomen zieht.

Seit Urzeiten beneiden Menschen die Vögel. Die ersten Versuche sie nachzuahmen bestanden darin, bewegliche Flügel anzufertigen. Überflüssig zu erwähnen, dass diese Versuche erfolglos und gefährlich waren und häufig katastrophal ausgingen. Man kann sich kaum vorstellen, dass seit dem Jungfernflug der Gebrüder Wright noch keine hundert Jahre vergangen sind. In den Anfängen schauten wir den Vögeln eine Menge ab. Doch seit dieser Zeit haben sich unsere aeronautischen Kenntnisse um ein Beträchtliches ausgeweitet. Wir verfügen über immense Erfahrungen aus der Praxis und können auf den Einsatz moderner Kommunikationsmittel und Computer zurückgreifen.

Stellen Sie sich die riesigen Tragflächen eines modernen Jets als die Krempe eines Hutes vor. Diese Tragflächen sind so geformt, dass sie bei entsprechender Geschwindigkeit vom Gegenwind hochgehoben werden. Auf die gleiche Weise, wie durch die Krempe der gesamte Hut in die Luft gewirbelt wird, hat auch bei einem Flugzeug der Rest keine andere Chance, als mit hochzugehen, wenn die Tragflächen abheben.

Doch ein durch die Luft wirbelnder Hut ist eine eher unstete Angelegenheit und den Kapriolen des Windes ausgesetzt. Sobald sich der Wind legt, stürzt der Hut ab, egal wie breit seine Krempe ist. Das ist eine Tatsache. Doch ein Flugzeug weist gegenüber einem Hut mehrere Vorteile auf. Erstens schafft es sich selbst den Wind. Ich erinnere mich noch gut daran, dass ich es bei meinen ersten Jogging-Versuchen immer so einrichtete, auf dem Hinweg gegen den Wind zu laufen. Diese Vorstellung behagte mir, bedeutete sie doch, dass ich auf dem Rückweg, wenn ich schon etwas müde war, den Wind im Rücken haben würde. Doch erstaunlicherweise, aber typisch für das Gesetz des Alltags, änderte sich in dem Augenblick, in dem ich kehrtmachte, die Windrichtung nicht nur geringfügig, sondern drehte exakt auf die entgegengesetzte Seite.

Für all jene, die mit dem Gesetz des Alltags nicht vertraut sind, muss ich bedauerlicherweise anmerken, dass es auch in meinem Lexikon nicht erwähnt wird. Das ist ein großes Versäumnis, handelt es sich doch um eines der wichtigsten Naturgesetze. Ein paar Beispiele werden deutlich machen, worum es dabei geht. Nehmen Sie das Gesetz der Wahrscheinlichkeit: Wenn Sie eine Münze ganz oft in die Luft werfen, wird sie etwa genauso oft auf Kopf landen wie auf Zahl. Haben Sie jedoch auf eine bestimmte Seite gewettet, landet sie immer genau auf der Seite, auf die Sie nicht gewettet haben – das ist das Gesetz des Alltags. Ein anderes gutes Beispiel ist der Toast, der auf den Boden fällt und immer mit der Marmeladenseite nach unten landet und das stets auch noch auf einem dicken Teppich, nie aber auf einem Steinboden. Es gibt Menschen, die ihr ganzes Leben der Aufgabe verschrieben haben, Toastscheiben auf den Boden fallen zu lassen. Und es lässt sich in der Geschichte der Menschheit nicht ein Fall nachweisen, in dem eine Toastscheibe mit der Marmeladenseite nach oben gelandet wäre. Das Gesetz des Alltags setzt sich gegenüber dem Gesetz der Wahrscheinlichkeit eindeutig durch.

Ich brauchte einige Zeit um zu erkennen, dass man den Widerstand der Luft durchbrechen muss, wenn man sich in eine beliebige Richtung bewegen will, und dies immer wie Wind erscheint, selbst wenn keinerlei Wind weht. Die Triebwerke eines Jets beschleunigen das Flugzeug. Je schneller sich dieses vorwärts bewegt, umso größer wird der Luftwiderstand, und bei einer bestimmten, je nach Gewicht und Bauart des Flugzeuges variierenden Geschwindigkeit hat dieses keine andere Wahl mehr als abzuheben.

Soll das heißen, dass der Pilot beim Startvorgang einfach so lange beschleunigt, bis das Flugzeug aufsteigt? Nein, ich will lediglich das Prinzip des Fliegens erläutern. Es ist kein Wunder, dass mehrere Hundert Tonnen Metall vom Boden abheben und in der Luft bleiben können, sondern ein Naturgesetz. Das Flugzeug muss sich den Gesetzen der Natur beugen. Es wäre ein Wunder, wenn es das nicht tun würde!

Der zweite wesentliche Vorteil, den das Flugzeug gegenüber dem Hut aufweist, besteht darin, dass dieses nicht nur seinen eigenen Wind erzeugt, sondern Geschwindigkeit und Richtung dieses selbst erzeugten Windes auch noch jederzeit beeinflussen kann. Dieser Wind, den ich von nun an als Schubkraft bezeichnen werde, legt sich nur, wenn der Pilot es will. Er gibt auch den genauen Zeitpunkt und die gewünschte Geschwindigkeit vor.

*Das hört sich gut an, aber ist ein Flugzeug nicht dennoch den Launen des regulären Windes ausgesetzt? Und wie können Sie das Gewicht eines Hutes mit mehreren Hundert Tonnen Metall vergleichen?*

Ein modernes Jet-Triebwerk übertrifft einen starken Hurrikan um ein Vielfaches an Schubkraft. Autos und Häuser sind sehr schwer und darauf ausgerichtet, am Boden zu bleiben, auch wenn Sie vielleicht schon auf Bildern gesehen haben, wie sie von einem Tornado wie Spielzeugteile durch die Luft gewirbelt werden. Normale Winde machen sich in einem Flugzeug zwar bemerkbar, doch ist die Schubkraft so gewaltig, dass diese Winde keinen besonderen Einfluss nehmen und die Maschine sich gut auf sie einstellen kann.

Der dritte wesentliche Vorteil eines Flugzeugs gegenüber einem Hut besteht darin, dass Ersteres nicht wie der Hut ausschließlich auf den Wind angewiesen ist, um fliegen zu können, es dessen Launen nicht tatenlos hinnehmen muss und zudem seine eigene Form verändern kann. Dieselbe Krempe, die den Hut in die Luft segeln lässt, kann ihn auch wieder zu Boden drücken. Wer Erfahrung im Drachensteigen hat, kann dies bestätigen. Man wartet auf eine Böe, sieht den Drachen voller Optimismus in zehn Meter Höhe schweben und schon im nächsten Moment auf den Boden krachen. Ich bin mir sicher, dass solche Erfahrungen zur Entstehung von Flugangst beitragen. Wenn schon ein Drache, der ausgesprochen wenig wiegt und so konstruiert ist, dass er möglichst lange in der Luft verweilt, mit einem Tempo abstürzt, als wäre er aus Metall, welche Chance hat dann ein mehrere Hundert Tonnen schweres Flugzeug?

Der Drache weist denselben Mangel auf wie der Hut – er kann seine äußere Form nicht verändern. Will ich damit behaupten, moderne Flugzeuge könnten ihre Form verändern? Genau das behaupte ich, und es trifft auch zu. Die Veränderungen scheinen nicht wesentlich zu sein, ja sie sind so geringfügig, dass viele Passagiere dies nicht bemerken. Aber größere Veränderungen sind auch gar nicht erforderlich. Die Krempe eines Hutes ist vielleicht perfekt geeignet, ihn vom Boden abheben zu lassen, doch seine Form als Ganzes bewirkt ein sehr unstetes Flugverhalten.

Ein Pfeil oder ein Dartspieß hat die ideale Form, um unfehlbar sein Ziel zu erreichen, doch schon die geringste Veränderung, etwa das Weglassen der Steuerfedern, zieht drastische Folgen nach sich. Das Leitwerk am Heck eines Flugzeugs erfüllt im Grunde dieselbe Funktion wie die Steuerfedern an einem Pfeil. Es ist einer der Hauptstabilisatoren, die dafür sorgen, dass sich das Flugzeug nach vorne bewegt und die richtige Lage einnimmt.

Im Gegensatz zum Hut ist ein Flugzeug so konstruiert, dass es leicht abhebt und während des ganzen Fluges die vorgesehene Position beibehält. Ich weiß, es ist vielleicht nicht einfach, sich vorzustellen, dass sich ein mehrere Tonnen schweres Metallgebilde in die Luft erheben und dort verweilen kann. Ich habe auf sehr vereinfachende Weise erklärt, wie und warum dies möglich ist. Einen konkreten Beweis dafür brauchen wir nicht zu erbringen, denn wir wissen, dass es sich so verhält. Man geht davon aus, dass derzeit über eine Million Flugzeuge den Luftraum bevölkern.

Wenn man weiß, wie und warum Flugzeuge in der Luft bleiben, versteht man auch leichter, warum moderne Passagierflugzeuge so sicher sind. Es liegt nicht nur an ihrer Konstruktion oder der gewaltigen Triebwerksleistung, sondern auch an der Möglichkeit, die Form zu verändern und während des gesamten Fluges auf die Technik Einfluss nehmen zu können. Nicht von ungefähr spricht man in diesem Zusammenhang von Steuerung.

Am besten kann man dieses Phänomen wohl beschreiben, indem man Folgendes erläutert:

**einen typischen Start.**

# 10
# Ein typischer Start

Zu der Zeit, als meine Flugangst sehr ausgeprägt war, zerlegte ich jeden Flug in vier verschiedenen Schreckensphasen:

1 *Der Start beim Hinflug*
2 *Die Landung beim Hinflug*
3 *Der Start beim Rückflug*
4 *Die Landung beim Rückflug*

Warum war das so? Weil ich infolge der von der Gesellschaft ausgehenden Gehirnwäsche der Ansicht war, Start und Landung seien die gefährlichsten Phasen eines Fluges.

Mein erster Entwurf für den Fragebogen enthielt zwei Fragen, die ich später wieder strich:

1 *Halten Sie Fliegen für die sicherste Art der Fortbewegung?*
2 *Welche Phase eines Fluges ist Ihrer Meinung nach die gefährlichste?*

Erstaunlicherweise lautete die Antwort auf die erste Frage immer »ja«. Und ebenso konstant lautete die Antwort auf die zweite Frage »Landung« oder »Start«. Warum ich das erstaunlich finde? Weil die Antworten zwar ehrlich zu sein scheinen, sich aber auch widersprechen. Wie kann man Start und Landung als gefährlich betrachten, wenn man das Fliegen insgesamt für sicher hält? Es ist die Formulierung der zweiten Frage, die zu diesem Widerspruch führt. Starts und Landungen sind nicht gefährlich und die ganze Wahrheit lautet: Es gibt beim Fliegen überhaupt keine gefährliche Phase.

Weil sich aber die relativ wenigen Unfälle häufig beim Start- oder Landevorgang ereignen, hat sich in unserem Kopf festgesetzt, diese Aktionen seien gefährlich. Sie sind aber nicht gefährlicher als die Abfahrt oder Ankunft eines Zuges. Doch die Formulierung der zweiten Frage erweckt den Eindruck, Fliegen sei tatsächlich gefährlich.

Selbst nachdem ich mich von meiner Flugangst befreit hatte, hielten meine Frau und ich uns bei jedem Start und bei jeder Landung an den Händen. Und immer wenn ein Start oder eine Landung ohne Zwischenfall vonstatten gegangen war, lächelten wir uns an, als wären wir unbeschadet einer Lawine oder einem Hurrikan entkommen. Warum verhielten wir uns so? Schließlich pflegen wir bei keiner anderen Art der Fortbewegung ein solches Ritual. Ich weiß, warum ich so handelte. Ich war ganz und gar davon überzeugt, ein riskantes Unterfangen überlebt zu haben. Warum aber verspürte Joyce, die von sich behauptet, noch niemals unter Flugangst gelitten zu haben, das Verlangen danach?

Wir haben dieses Ritual bis heute beibehalten. Ich kann nicht für Joyce sprechen, aber für mich gilt, dass ich es nicht aus Angst vor dem Start oder der Landung pflege, sondern weil es eine lieb gewordene Gewohnheit ist und mich an die Zeiten erinnert, als ich im Grunde nicht ihre Hand hielt, sondern ihr jedes Mal beinahe die Finger brach. Joyce sagt, sie habe keine Angst vor dem Fliegen, weil wir, wenn es tatsächlich passieren würde, gemeinsam sterben würden. Ich finde das tröstend und schmeichelnd, doch allein die Tatsache, dass wir uns bei einer Fahrt mit dem Bus oder dem Zug nicht so verhalten, weist darauf hin, dass sie einen tödlichen Unfall beim Start oder bei der Landung mit dem Flugzeug für viel wahrscheinlicher hält.

Ich möchte Ihnen nun erläutern, warum verschiedene Kontrollmaßnahmen den Start so unglaublich sicher machen. Das Flugzeug ist sicher zur Startbahn gerollt. Die Triebwerke laufen bereits und sind – wie der Rest der Maschine – frisch gewartet. Der Pilot dreht die Triebwerke weiter auf und löst die Bremsen. Die Maschine wird immer schneller und erreicht schließlich eine Geschwindigkeit, bei der Sie instinktiv das Gefühl haben, sie sollte nun abheben. Aber sie tut es nicht. Sie spüren, dass etwas nicht stimmt. Zu diesem Zeitpunkt bedauern Sie bereits, auch noch die Golfschläger eingepackt zu haben und fragen sich, ob die Startbahn ausreichen wird. Sie stellen fest, dass Sie selbst aktiv mithelfen, die Maschine anzuheben. Am liebsten würden Sie den anderen Passagieren zurufen:

*»Macht alle mit! Wenn wir uns gemeinsam darauf konzentrieren, bekommen wir dieses Ding schon hoch.«*

Höchstwahrscheinlich hat Ihr Gefühl Sie nicht getäuscht und der Pilot hätte bereits bei der Geschwindigkeit hochziehen können, die Sie als richtig empfanden. Warum tat er es dann nicht? Weil er genauso gerne weiterleben möchte wie Sie.

Die exakte Geschwindigkeit, bei der der Pilot den Steuerknüppel ziehen muss, wurde im Voraus per Computer errechnet. Die Fluggesellschaft wiegt Ihre Koffer nicht nur, um Ihnen mehr Geld für Übergepäck aus der Tasche zu ziehen. Sie kennt das Leergewicht des Flugzeugs, braucht darüber hinaus aber auch Angaben über die Zahl der Passagiere und Flugbegleiter sowie das Gewicht der Ladung und des Treibstoffs. Mit diesen Daten kann exakt die Geschwindigkeit errechnet werden, bei der das Flugzeug abhebt.

Bei dieser Geschwindigkeit hochzuziehen kann aber auch sehr riskant sein: Ein geringfügiger Rechenfehler, Veränderungen der örtlichen Winde, eine Fehlfunktion im Triebwerk genau im Moment des Abhebens, und schon kann die Maschine ganz anders reagieren als geplant. Also unternimmt der Pilot nicht einmal den Versuch, bei dieser Geschwindigkeit hochzuziehen. Wie in allen Bereichen der modernen Luftfahrt ist auch hier ein Sicherheitsfaktor eingebaut. Bei der Startgeschwindigkeit beträgt dieser Sicherheitsfaktor rund 30 Prozent. Liegt die Startgeschwindigkeit beispielsweise bei 240 Stundenkilometern hätte die Maschine auch schon bei etwa 185 Stundenkilometern abheben können.

Wie kann der Pilot das Flugzeug am Boden halten, wenn es nach den Gesetzen der Aeronautik bereits bei 185 Stundenkilometern abheben sollte? Das ist der Zeitpunkt, zu dem die Steuerung bzw. Veränderungen der äußeren Form ins Spiel kommen. Sowohl die Tragflächen als auch das Heck verfügen über bewegliche Bauteile. Bezeichnen wir sie der Einfachheit halber als Klappen. Denken Sie wieder an den breitkrempigen Hut. Ist die Krempe nach unten gebogen, wird der Hut nicht so schnell weggeweht. Weist sie nach oben, kann man gar nicht genug Hutnadeln verwenden, um den Hut am Kopf zu halten.

In der Anfangsphase des Startvorgangs setzt der Pilot die Klappen wie Spoiler ein, um die Maschine am Boden zu halten. Hat er die Geschwindigkeit erreicht, bei der nichts mehr das Flugzeug am Abheben hindern kann, legt er lediglich die Klappen um. Das Flugzeug hat dann keine andere Wahl mehr, als den Naturgesetzen zu gehorchen und sich in die Luft zu erheben.

Bevor sie auf die Startbahn rollte, wurde die Maschine gewartet. Der Pilot hat eine breite, flache Startbahn ganz für sich allein. Er beschleunigt bis zur per Computer vorausberechneten Geschwindigkeit und zieht den Steuerknüppel nach hinten – nun hat das Flugzeug keine andere Wahl mehr als abzuheben. Was sollte dann noch schief gehen?

Sicher fallen Ihnen dazu eine Menge Dinge ein. Wir werden diese in den folgenden Kapiteln besprechen. Die größte und schwer wiegendste Sorge ist vielleicht die Angst vor dem

**Ausfall eines Triebwerks.**

# 11
# Ausfall eines Triebwerks

Ich dürfte im Laufe meines Lebens schon knapp eine Million Kilometer mit dem Auto zurückgelegt haben, doch ich kann mich nur an zwei Gelegenheiten erinnern, bei denen der Motor während der Fahrt aussetzte, ohne dass dies mit einem Mangel an Benzin zu tun hatte. Das entspricht einer Panne auf eine halbe Million Kilometer und spricht für die Zuverlässigkeit des durchschnittlichen Automotors, vor allem, wenn man in Betracht zieht, dass ich mir anfangs nur Rostlauben und keinerlei regelmäßigen Service leisten konnte.

Ich glaube, dass hier die Ursachen für meine Flugangst zu suchen sind. So etwas braucht nur einmal in der Luft zu passieren, dann fällt das Flugzeug wie ein Stein zu Boden und alle Insassen sind tot. Aber ein modernes Triebwerk ist wesentlich unkomplizierter als ein Automotor. Es verfügt über weniger bewegliche Teile und ist daher weitaus zuverlässiger. Außerdem wird es nach jedem Flug gewartet und in regelmäßigen Abständen zu einer Generalüberholung vorübergehend aus dem Verkehr gezogen. Haben Bodenmechaniker, Bordmechaniker oder der Pilot auch nur den geringsten Verdacht, ein Triebwerk könnte nicht hundertprozentig in Ordnung sein, wird ein Start gar nicht erst ins Auge gefasst.

Die durchschnittliche Ausfallquote eines modernen Düsentriebwerks im Geltungsbereich der *Auswahlkriterien* liegt bei weniger als eins zu eineinhalb Millionen Flugkilometer. Die meisten Piloten erleben während ihrer gesamten Flugtätigkeit nicht einen einzigen Triebwerksausfall.

Obwohl diese Statistiken sehr beruhigend sein mögen, spielen doch zwei andere Faktoren im Hinblick auf die Sicherheit eine weitaus wichtigere Rolle. An erster Stelle steht, dass jeder Düsenjet mit nur einem Triebwerk fliegen und sicher landen kann. Selbst wenn er über vier Triebwerke verfügt, kann er mit nur einem fliegen und sicher landen!

Kommen wir noch einmal zu meinem Vergleich mit dem Auto zurück. Hätte mein Auto zwei Motoren, hätte ich bei einer Milliarde Kilometer nur eine einzige Panne gehabt, also müsste ich 700 000 Jahre alt werden, um dies einmal zu erleben. Das ist länger, als es Menschen auf diesem Planeten gibt! Wenn Sie der erste Mensch auf der Erde wären und ewiges Leben besäßen, hätten Sie von Ihrer Geburt an bis zum Jahr 2000 ununterbrochen fliegen können, ohne einmal den Ausfall von zwei Triebwerken gleichzeitig erlebt zu haben. Die Wahrscheinlichkeit läge bei eins zu 100 000 000 000 000, und Sie müssten 100 000 Millionen Jahre alt werden, das entspräche dem Hunderttausendfachen der Zeit, die Menschen auf diesem Planeten existieren. Da alle Flugzeuge, die die *Auswahlkriterien* erfüllen, mit zwei oder mehr Triebwerken ausgestattet sind, werden Sie mit mir übereinstimmen, dass ein Triebwerksschaden kein Grund zur Besorgnis ist.

Nehmen wir an, ein Triebwerk fällt während der kritischen Phase beim Start aus. Selbst wenn dieser Fall bei einer Wahrscheinlichkeit von eins zu zehn Millionen eintreten sollte, müssen Sie bedenken, dass die Maschine zu diesem Zeitpunkt schon eine größere Geschwindigkeit hat, als zu einem sicheren Abheben notwendig ist, und ein oder mehrere andere Triebwerke das Flugzeug auch so in der Luft halten können. Und dabei kommt noch ein zweiter wichtiger

Faktor zum Tragen: Ein Flugzeug, egal wie schwer es ist, fällt nicht einfach wie ein Stein vom Himmel, wenn die Antriebskraft nicht mehr vorhanden ist.

Denken Sie nur an Evel Knievel, der mit seinem Motorrad über 20 Doppeldecker-Busse springt. Ein Motorrad bewegt sich durch die Griffigkeit der Reifen auf dem Untergrund vorwärts. Sobald kein Boden mehr vorhanden ist, tritt derselbe Effekt ein, als würde der Motor aussetzen. Nun haben ein Motorrad und sein Fahrer relativ viel Gewicht und sind eigentlich auf Bodenhaftung ausgerichtet, doch fallen sie wie ein Stein nach unten? Keineswegs, denn ihr Schwung hält sie noch in der Luft.

Zufällig wurde in den Medien heute von einem Privatflugzeug berichtet, bei dem der einzige Motor ausfiel. Der Pilot glitt mit der Maschine noch über 60 Kilometer weiter und konnte am nächstgelegenen Flughafen sicher landen. Natürlich wurde der Vorfall so dargestellt, als handelte es sich um eine wundersame Rettung. Doch es war keinesfalls ein Wunder. Flugzeuge sind zum Gleiten gebaut. Ein Space-Shuttle vollzieht nach Wiedereintritt in die Atmosphäre nichts anderes als einen Gleitflug, bis es sicher landet. Selbst wenn alle vier Triebwerke eines modernen Jets gleichzeitig ausfallen sollten, könnte dieser in 10 000 Meter Höhe noch gut 300 Kilometer gleiten und dann eine absolut sichere Landung ausführen. Selbst wenn der gesamte Antrieb aussetzen sollte, fallen Flugzeuge nicht einfach wie Steine vom Himmel.

Zeigen die Instrumente einen Fehler an, egal ob technischer oder anderer Art, oder sollte während des Startvorgangs, aber noch vor dem Abheben, ein Defekt erkennbar sein, würde der Pilot den Start sofort abbrechen. Ist die Startbahn für einen gefahrlosen Abbruch überhaupt lang genug? Die simple Antwort auf diese Frage lautet ja. Wie in jedem anderen Bereich der modernen Personenbeförderung in der Luft ist auch hier ein immenser Sicherheitsfaktor berücksichtigt.

Es würde sich sicher lohnen, einmal Ihren nächstgelegenen Flughafen zu besuchen. Die meisten Flughäfen verfügen über eigene Besucherplattformen. Nehmen Sie Ihre Kinder mit, und machen Sie einen erlebnisreichen Ausflug daraus. Natürlich liegt die Versuchung nahe, sich dafür schönes Wetter auszusuchen. Tun Sie das nicht, machen Sie den Ausflug bei einer Witterung, bei der Ihrer Meinung nach das Fliegen gefährlich ist, also an einem windigen und regnerischen Tag. Sehen Sie zu, wie eine Maschine nach der anderen ohne jegliche spektakuläre Vorkommnisse sicher startet oder landet. Achten Sie ganz besonders darauf, wie wenig selbst die größten Jets von der Gesamtlänge der Start- oder Landebahn ausnutzen. Nach ein paar Stunden erscheinen Ihnen diese Vorgänge ganz alltäglich und ziemlich langweilig.

Ist nach dem Abheben ein Defekt erkennbar, wird der Pilot entweder sofort wieder landen oder, falls dieser Defekt erst später auftaucht, am nächstmöglichen Flughafen wieder zu Boden gehen.

Doch abgesehen von einem Triebwerksausfall können noch eine ganze Reihe anderer technischer Probleme auftauchen. Was ist zum Beispiel mit der Hydraulik – die Fahrwerke und die Klappen funktionieren doch sicher hydraulisch? Was passiert, wenn die Hydraulik defekt ist? Sie haben zu viele von diesen Kriegsfilmen gesehen. Natürlich funktionieren diese Teile hydraulisch, doch genau wie bei den Triebwerken gilt auch hier, dass jegliche für die Sicherheit wichtige Mechanik in einem Flugzeug in doppelter, dreifacher oder sogar vierfacher Ausführung vorhanden ist. Die Hydraulik ist dafür ein gutes Beispiel. Sie wird von drei verschiedenen Systemen gesteuert, von denen jedes auch allein in der Lage ist, sie zu bedienen. Und selbst wenn alle drei Systeme gleichzeitig ausfallen würden, gibt es ein Notsystem, mit dessen Hilfe das Flugzeug weiterfliegen und sicher landen kann.

Ich weiß genau, dass es noch viele weitere Bauteile gibt, die Ihnen Sorgen bereiten könnten. Denken Sie nicht mehr darüber nach, so machen es auch die Profis. Falls diese Teile wichtig sind, werden für den Notfall immer doppelte oder dreifache Sicherheitssysteme eingeplant. Doch:

## Was passiert, wenn sich eine Tragfläche löst?

## 12
## Was passiert, wenn sich eine Tragfläche löst?

Sehr wahrscheinlich würden Sie das nicht überleben. Bisher ist das allerdings noch nicht vorgekommen, und vermutlich wird es auch nie vorkommen. Aber nun begeben wir uns in das Reich der Fantasie. Allerdings muss ich gestehen, dass diese Frage mich früher beschäftigte. Vermutlich kam es daher, dass ich einmal sah, wie sich eine Tragfläche bewegte. Ich spreche hier nicht von Klappen oder Vorflügeln, sondern von der gesamten Tragfläche. Ich sollte in einem Flugzeug mit ordentlich befestigter Tragfläche sitzen, doch stattdessen sehe ich, wie diese sich biegt. Ich hatte mir keinerlei Gedanken darüber gemacht, dass Tragflächen absichtlich biegsam sind und dies wesentlich zu ihrer Belastbarkeit beiträgt. Stellen Sie sich eine Trauerweide bei Sturm vor. Ihre Zweige biegen sich im Wind, brechen aber nicht ab. Starre Äste anderer Bäume hingegen würden brechen.

Wie jede andere wichtige Komponente eines Flugzeugs werden auch die Tragflächen vor der Zulassung extremen Belastungen unterzogen, die jene eines echten Fluges um ein Vielfaches übersteigen. Sich darüber Sorgen zu machen, eine Tragfläche könnte sich bei 700 Stundenkilometern lösen, würde der Befürchtung entsprechen, Sie könnten bei einem Wind von 15 Stundenkilometern Ihren Arm verlieren. Das ist einfach nicht möglich.

Ich gebe zu, manchmal Derartiges befürchtet zu haben – gewöhnlich dann, wenn sich durch ein besonderes Phänomen panische Angst in mir breit machte, nämlich beim Auftreten von

**Turbulenzen.**

# 13
# Turbulenzen

Was sind Turbulenzen? Sie treten auf, wenn Luftströmungen aufeinander prallen und zu Unstetigkeit führen. Meist machen sie sich bemerkbar, wenn das Flugzeug nach dem Start oder vor der Landung bei schlechtem Wetter in eine Wolkendecke eintaucht.

Turbulenzen haben den Effekt, dass der Flug nicht mehr ganz ruhig verläuft. Ihre Intensität kann zwischen leichten Vibrationen und heftigem Rütteln des Flugzeuges variieren. Im unteren Bereich sind sie nicht unangenehmer, als wenn man mit dem Auto über eine etwas unebene Straße fährt. Im mittleren Bereich würde ich die Auswirkungen mit der Fahrt über ein Kopfsteinpflaster vergleichen oder mit dem Gefühl, auf einem Pferd zu sitzen, das vor sich hin trabt, ohne dass Sie sich dabei auf den Rhythmus einstellen können. Und im schlimmsten Fall erinnert es mich daran, bei kabbeliger See in einem kleinen Boot zu sitzen.

Manchmal treten Turbulenzen auf, obwohl am Himmel nicht eine einzige Wolke zu erkennen ist. In diesem Fall spricht man von Clear-Air-Turbulenzen. Dieses Phänomen flößte mir mehr Angst ein, als wenn sich die Turbulenzen in einer Wolkendecke oder bei schlechtem Wetter bemerkbar machten. Das lag daran, dass ich die Vibrationen nicht mit Luftströmungen in Zusammenhang brachte, sondern glaubte, mit dem Flugzeug sei etwas nicht in Ordnung.

Wie sooft beim Fliegen machten mir nicht die Turbulenzen an sich Sorgen, sondern die Annahme, ich könnte in Gefahr sein. Inzwischen bin ich über 200-mal geflogen, und ich glaube, dass bei jedem dieser Flüge irgendwann einmal leichte Turbulenzen auftraten. Manchmal waren sie so geringfügig, dass sie nur anhand des kleinen Sees unter meiner Kaffeetasse zu bemerken waren.

Nur einmal habe ich wirklich starke Turbulenzen erlebt. Für jemanden wie mich, der Vergnügungsfahrten auf dem Jahrmarkt hasste, war das eine ausgesprochen unangenehme Erfahrung. Es war damals, als ich sah, wie sich die Tragfläche bog, und glaubte, mich in einer gefährlichen Situation zu befinden.

Ich versichere Ihnen, dass Turbulenzen für einen modernen Jet keine größere Bedrohung darstellen als Kopfsteinpflaster für Ihr Auto. Sie mögen unbequem sein, aber es gibt in der Geschichte der modernen Luftfahrt keinen einzigen Unfall, der von Turbulenzen ausgelöst wurde, und ganz sicher gilt:

**Gefährlich sind sie nicht!**

Es ist unmöglich herauszufinden, bis zu welchem Grad meine frühere Abscheu vor Turbulenzen von der körperlichen Beeinträchtigung ausging und bis zu welchem Grad von meiner Angst vor der illusorischen Gefahr. Ich kann Ihnen nur versichern, dass mich, seit ich keine Angst mehr habe, Turbulenzen nicht stärker beeinträchtigen als eine Autofahrt über ein Kopfsteinpflaster.

Vielleicht hilft es Ihnen auch zu wissen, dass moderne Jets mit Radarsystemen ausgerüstet sind, die nicht nur dazu dienen, anderen Flugzeugen und Berggipfeln auszuweichen, sondern auch Schlechtwetterzonen zu umgehen. Sollte ein Flugzeug vom Blitz getroffen werden, erleiden weder das Flugzeug selbst noch dessen Inhalt dadurch Schaden. Mit

Radar lässt sich schlechtes Wetter 600 Kilometer im Voraus feststellen. Der Pilot ist nicht bestrebt, schlechtes Wetter und Turbulenzen zu umgehen, weil sie eine Gefahr für das Flugzeug darstellen, sondern weil er und seine Vorgesetzten ihren Beruf ambitioniert ausüben und Ihnen Ihren Flug so angenehm wie nur möglich gestalten wollen.

Für jeden Flug gibt es eine im Voraus festgelegte Routenplanung, die wir später noch behandeln werden. Unter anderem wird dabei angestrebt, schlechtem Wetter aus dem Weg zu gehen. Sollten sich die Wettersysteme während des Fluges verändern, nimmt der Pilot Funkkontakt mit der Flugsicherung auf. Deren Mitarbeiter sind ebenfalls erfahrene Profis, die Ihnen zu einem möglichst angenehmen Flug verhelfen wollen und alles, was in ihrer Macht steht, unternehmen werden, um durch eine Änderung der Routenplanung schlechtes Wetter zu umgehen – vorausgesetzt, die Sicherheit leidet nicht darunter.

Im Flugwesen gilt in sämtlichen Bereichen:

**Sicherheit ist oberstes Gebot!**

Dann kommt ganz lange nichts, und an zweiter Stelle folgt ein angenehmer Flugverlauf. Das entspricht auch dem Resultat einer Reihe von Befragungen, in denen sich die Passagiere durchweg einig waren, lieber etwas mehr zu bezahlen, als ihre Sicherheit aufs Spiel zu setzen. Das Besatzungspersonal war übrigens derselben Meinung.

Clear-Air-Turbulenzen sind schwer zu erkennen. Doch zum Glück kommen sie nur selten vor und werden dank der ständigen Kommunikation zwischen den Piloten und der Flugsicherung von anderen Flugzeugen meist schon rechtzeitig angekündigt, sodass ein Ausweichen noch möglich ist.

Joyce und ich haben viele Freunde, die gerne mit uns zum Essen ausgehen und dabei flotte Musik hören. Die meiste Zeit reicht es uns, wenn wir uns unserem Alter gemäß benehmen und den Jüngeren zusehen, wie sie sich amüsieren. Bis ein Lied aus unserer Jugend gespielt wird, etwas in der Art von

*shake, rattle and roll* oder
*the hippy, hippy shake*

Dann springen wir unweigerlich auf und müssen den Jungen zeigen, was Tanzen eigentlich ist. Wir hüpfen und wirbeln über die Tanzfläche und muten unseren alten Knochen mehr zu, als ihnen jemals bei den schlimmsten Turbulenzen widerfahren könnte.

Jeder noch ungeübte Reiter kennt das Gefühl, das ich an früherer Stelle beschrieben habe. Das dumme Tier galoppiert noch nicht einmal, doch wenn sein Hinterteil nach oben geht, ist Ihres unten und umgekehrt. Genauso ist es, wenn man mit jemandem Swing tanzen will, dessen Rhythmusgefühl sich nicht mit dem eigenen deckt. Doch was für ein wunderbares Erlebnis ist es, wenn man schließlich gelernt hat, sich in Harmonie mit dem Pferd zu bewegen, oder beim Tanzen den gleichen Rhythmus findet.

Genauso ist es mit den Turbulenzen – Sie können sich dagegen stemmen und sich unwohl fühlen oder sich ganz auf sie einlassen. Es besteht ja keinerlei Gefahr dabei, entweder ergibt sich daraus ein *shake, rattle and roll* oder ein *hippy, hippy shake* oder irgendein anderes Lied, das in Ihrer Vorstellung abgespielt wird. Solange Sie angegurtet bleiben, werden Sie bei Turbulenzen im allerschlimmsten Fall Ihr Getränk verschütten.

Durch starke Turbulenzen ist irgendwann einmal der Mythos der Luftlöcher entstanden. Dieser Mythos stammt aus der Ära der Propellerflugzeuge. Die Maschine sackt einige Meter ab. Die nahe liegende Erklärung ist, dass sie in ein Vakuum geriet, in dem die Propeller keine Möglichkeit mehr haben, die Flughöhe konstant zu halten.

Nun wissen wir aber schon aus dem Bericht über Evel Knievel, dass ein Flugobjekt, selbst wenn es auf Luftwiderstand trifft, nicht wie ein Stein zu Boden stürzt. In einem Vakuum ist die Wahrscheinlichkeit abzustürzen sogar noch geringer, warum sonst würden Satelliten ihre Erdumkreisung fortsetzen, nachdem der anfängliche Schub weggefallen ist?

Tatsache ist, dass die turbulenten Luftströmungen ein schnelles Absacken oder Aufsteigen des Flugzeugs bewirken. Dabei erscheint uns der Höhenunterschied viel größer, als er tatsächlich ist.

Wir alle kennen das Gefühl, wenn wir glauben, das Ende einer Treppe erreicht zu haben, doch plötzlich noch eine Stufe folgt. Der letzte unerwartete Schritt erscheint uns eher wie ein Meter als die tatsächlichen 20 Zentimeter. Genauso verhält es sich mit Turbulenzen. Der Flug ist die ganze Zeit absolut ruhig verlaufen, und wenn plötzlich das Rütteln einsetzt, ist jedes Hochsteigen oder Abfallen gänzlich unerwartet und hinterlässt denselben Eindruck wie die zusätzliche Stufe. Haben Sie die Wirkungsweise von Turbulenzen erst einmal verstanden und gelernt, sich auf sie einzustellen, verschwindet dieser Effekt.

Luftlöcher existieren höchstens den Bruchteil einer Sekunde lang. Blitze führen zu einem vorübergehenden Vakuum. Donner ist das Geräusch, das entsteht, wenn Luft nachströmt, um dieses Vakuum zu füllen. Ähnlich ist es, wenn Sie eine Peitsche schnalzen lassen: Das Schnalzen entsteht, wenn Luft das durch die Bewegung des Riemens entstandene Vakuum füllt. Falls sich auf Grund meteorologischer Vorgänge ein Luftloch bildet, schließt sich dieses so schnell, dass ein donnerähnliches Geräusch entsteht. Und falls das Flugzeug zufällig in genau der Milliardstel Sekunde, die es existierte, durchfliegen sollte, würde dieses nicht einen Millimeter von seinem Kurs abweichen.

Damit können wir also Triebwerksschäden oder sich lösende Tragflächen oder Turbulenzen und schlechtes Wetter vernachlässigen. Doch beruhen nicht die meisten Flugzeugabstürze auf

**menschlichem Versagen?**

# 14
# Menschliches Versagen

Ohne jeden Zweifel trug der Umstand, dass ich das Flugzeug nicht selbst flog, in großem Maße zu meiner Flugangst bei. Mein Schicksal lag buchstäblich in den Händen verschiedener anderer Leute, die mir völlig fremd waren, und nur ein Fehler von ihnen würde genügen, um meinem Leben ein Ende zu machen. Meine Erlebnisse mit den Eugines dieser Welt waren der Sache auch nicht dienlich. Im Auto kann man wenigstens erkennen, was los ist, und wenn es einem zu ungemütlich wird, kann man aussteigen.

Sicher hat auch Hollywood zu meiner Vorstellung vom typischen Piloten beigetragen: ein tollkühner Draufgänger, den man dauernd davon abhalten muss, Achterbahn zu spielen. Der Held der *Battle of Britain*, Douglas Bader, verlor seine Beine nicht bei einem feindlichen Angriff, sondern weil er durch besonders tiefes Fliegen imponieren wollte. Leider hatte er keinen Sicherheitsfaktor eingerechnet.

Inwischen weiß ich sehr viel mehr über den Charakter, die Fähigkeiten und die Professionalität der heutigen Flugkapitäne. Es treibt mir die Röte ins Gesicht, wenn ich mich daran erinnere, wie unglaublich arrogant und dumm ich war, jemals daran gezweifelt zu haben, wo ich es doch wirklich hätte besser wissen müssen.

Ich habe an früherer Stelle bereits erwähnt, dass ich mich während meines zweijährigen Militärdienstes für eine Pilotenausbildung beworben hatte. Damals entschied sich die große Mehrzahl der jungen britischen Elite für die *Royal Air Force* anstatt für das Heer oder die Marine. Um sich für eine Fliegerausbildung zu qualifizieren, musste man als *POM* eingestuft werden. Das war keineswegs ein australischer Kosename für einen Engländer, sondern bedeutete »Potenzielles Offiziersmaterial«.

Ich vertrat damals die Einstellung, wenn ich schon zwei Jahre meines Lebens vergeuden müsse, könnte ich diese Zeit wenigstens sinnvoll nutzen und das Fliegen lernen. Man hatte uns vorgewarnt, dass man strenge Kriterien erfüllen müsse, um angenommen zu werden, doch das bereitete mir überhaupt keine Sorgen, immerhin war ich Kapitän der Rugby- und Cricket-Mannschaft in der Schule gewesen und galt als halbwegs intelligent. Außerdem hatte die Luftwaffe uns zur Bewerbung ermutigt, also musste doch ein Bedarf an Piloten bestehen. Folglich würde ich denen den Gefallen tun und Pilot werden.

Am Auswahlverfahren, das sich über eine ganze Woche erstreckte und am Luftwaffenstützpunkt in Hendon stattfand, nahmen über 500 Anwärter teil. Ungefähr zwei Tage lang wurden medizinische Untersuchungen durchgeführt, wie ich sie hoffentlich kein zweites Mal in meinem Leben über mich ergehen lassen muss. Sie dürfen dabei nicht vergessen, dass wir allesamt gesunde junge Kerle waren, die bereits einmal gründlich untersucht worden waren, um in die Luftwaffe aufgenommen zu werden. Nicht einmal 20 Prozent der Bewerber kamen durch die Untersuchung. Ich hatte das Glück dazuzugehören.

Den Rest der Woche standen Eignungs- und Koordinationstests sowie schriftliche Prüfungen auf dem Programm. Von den 500 Bewerbern, die in dieser Woche dabei waren, wurde nicht ein Einziger für die Fliegerausbildung ausgewählt. Damals war ich ziemlich gekränkt, hatten sie doch einen Mann übersehen, der aller Wahrscheinlichkeit nach der beste Pilot geworden wäre, den sie jemals hatten. Das ist vermutlich der springende Punkt, auf den ich an dieser Stelle hinaus will, den ich aber damals nicht erkannte. Es ist nur zu verständlich, wenn Sie glauben, ich würde damit prahlen wollen. Aber in diesem Fall irren Sie sich. Ich will damit lediglich aufzeigen, dass auf den Mann, der Ihr Flugzeug fliegt – egal ob man ihn nach gesundheitlichen, geistigen oder psychologischen Gesichtspunkten beurteilt, ob es um Koordination, Reflexe oder Intelligenz geht – eines ganz sicher zutrifft:

**Er gehört zur Crème de la Crème.**

Für den Fall, dass Sie befürchten, er könne einen Herzinfarkt erleiden: Neben ihm sitzt der Copilot, der die gleichen Kriterien erfüllt. Er ist nicht Copilot, weil er weniger fähig ist – er hat ausreichend Erfahrung und Ausbildung, um das Flugzeug alleine sicher zu fliegen und zu landen –, sondern weil er noch nicht über die erforderlichen Flugstunden verfügt, um als Chefpilot eingesetzt zu werden. Und angenommen, der Copilot könnte bei einer Wahrscheinlichkeit von eins zu einer Milliarde ebenfalls einen Herzinfarkt erleiden, gibt es im Flugzeug ein ausgefeiltes System namens Autopilot. Auf einen simplen Knopfdruck hin kann die Maschine den Flug alleine zu Ende führen und sicher landen.

Versetzen Sie sich kurz einmal in die Situation einer Fluggesellschaft. Zu meiner Zeit galt bei der Luftwaffe die Aussage: Für jeden Mann in der Luft braucht man 1 000 engagierte Leute am Boden. Für diese Mannschaft, einschließlich dem Piloten, werden unglaubliche Summen investiert. Das Flugzeug selbst kostet viele Millionen Mark. Niemals würde man so viel Geld einem Eugine der Lüfte oder einem tollkühnen Draufgänger anvertrauen!

Von Zeit zu Zeit werden Gerüchte laut, die Fluggesellschaften würden Kosten sparen, indem sie die Wartungsarbeiten reduzieren oder minderwertige Ersatzteile verwenden. Ich will nicht behaupten, dies sei noch nie irgendwo vorgekommen, doch es trifft ganz bestimmt nicht auf die Fluggesellschaften zu, auf die unsere *Auswahlkriterien* anwendbar sind. Die immensen Kosten, die ein Absturz sowohl in Bezug auf Menschenleben als auch in materieller Hinsicht für eine Fluggesellschaft bedeuten würde, wären noch geringfügig im Vergleich zu den Verlusten, die sie hinnehmen müsste, wenn sie ihren guten Ruf verlieren und als unsicher gelten würde. Das wäre der sichere Bankrott.

Die Fluggesellschaften stellen nur erfahrene Piloten ein, die über viele Flugstunden in der militärischen oder in der zivilen Luftfahrt oder in beidem verfügen. Diese werden dann noch einmal für einen ganz bestimmten Flugzeugtyp ausgebildet. Ein Großteil dieser Ausbildung erfolgt in einem Simulator. Dabei sorgt der Ausbilder dafür, dass auch tatsächlich alles schief geht, was nur schief gehen kann, und das immer zum ungünstigsten Zeitpunkt. Notfälle sind in der Praxis ausgesprochen selten, doch falls sie tatsächlich eintreten, erscheinen sie angesichts der Erfahrungen, die die Piloten im Simulator gesammelt haben, mehr oder weniger als Routineangelegenheiten.

Die Fluggesellschaften, und ganz besonders jene, die die *Auswahlkriterien* erfüllen, haben zudem das Glück, dass Fliegen, ähnlich wie Schauspielern oder eine Tätigkeit in der Unterhaltungsbranche, ein sehr begehrter Beruf ist. Auf jede Stelle treffen Tausende von Bewerbern, dadurch können sie sich eine ganz bestimmte Gruppe aussuchen:

**die Crème de la Crème.**

Tollkühne Draufgänger haben keine Chance. Sicherheit steht immer an erster Stelle. Wichtig ist, dass die Piloten nicht nur auf die Sicherheit ihrer Passagiere bedacht sind, sondern auch auf ihr eigenes Leben und das der restlichen Besatzung. Wenn Sie vor einem bestimmten Flug Angst haben, sollten Sie einmal daran denken, dass der Pilot und seine Besatzung nicht einen beträchtlichen Teil ihres Lebens in der Luft verbringen würden, wenn sie nicht davon überzeugt wären, dass es absolut sicher ist. Diese Personen sind keine hirnlosen, unerschrockenen Idioten, sondern hochintelligente und empfindsame Menschen, die weder ihr eigenes Leben noch das ihrer Passagiere aufs Spiel setzen wollen.

Vielleicht hat Hollywood auch bei Ihnen den Eindruck entstehen lassen, die Arbeit eines Piloten sei unglaublich stressig und viele würden auf Alkohol und anderen Drogen zurückgreifen, um mit diesem Stress fertig zu werden. Nein, Fliegen ist nur für jene stressig, die nicht verstehen, wie sicher es ist. Die Arbeit des Piloten ist mit sehr viel Verantwortung verbunden, aber das ist nicht das Gleiche. Das Auswahlverfahren stellt sicher, dass nur jene zum Zug kommen, die auch dazu in der Lage sind, die Verantwortung zu tragen.

Es gibt vermutlich keinen zweiten Beruf, bei dem man sich so häufig medizinischen und psychologischen Tests unterziehen muss. Für den Konsum von Alkohol und anderen Drogen gelten strenge Vorschriften. Piloten sind sehr gut bezahlte, engagierte Profis. Sie lieben ihren Beruf und würden für eine Kneipentour niemals ihre Lizenz aufs Spiel setzen. Und wenn sie es doch täten, gibt es im Cockpit eines Flugzeuges keine *omerta* wie bei der Mafia. Wer in der Mafia das Schweigegebot bricht, riskiert sein Leben. In der Fliegerei verhält es sich genau umgekehrt, man riskiert sein eigenes Leben und das der Kollegen und Passagiere, wenn man nichts sagt.

Sollte ein Besatzungsmitglied über die Stränge schlagen, würden die Kollegen dies schnell bemerken. Sollten sie das nicht tun oder es nicht melden, würden sie genauso zur Verantwortung gezogen und könnten dadurch ihren Job verlieren. In der zivilen Luftfahrt ist Sicherheit oberstes Gebot. Und das ist richtig so.

Mein Fragebogen enthielt folgende drei Fragen:

*1. Haben Sie Angst vor dem Autofahren?*
*2. Haben Sie Angst, bei bestimmten Leuten mitzufahren?*
*3. Haben Sie immer Angst, bei anderen mitzufahren?*

89 Prozent der Teilnehmer beantworteten Frage 2 mit ja. Nur 11 Prozent hatten Angst, wenn sie selbst am Steuer saßen, doch überraschenderweise hatten 22 Prozent keine Angst, bei einem beliebigen anderen mitzufahren. Warum ich das überraschend finde? Weil ich aus meinen Unterhaltungen mit Personen, die unter Flugangst leiden, den Eindruck gewonnen hatte, das Problem rühre sehr stark daher, dass sie die Situation selbst nicht kontrollieren können. Ich hatte immer geglaubt, das sei auch in meinem Fall die Hauptursache der Angst gewesen. Die Situation nicht kontrollieren zu können bedeutete, dass ich nicht der Pilot war. Heute bin ich der Meinung, dieses Gefühl der mangelnden Kontrolle habe weniger damit zu tun, nicht selbst der Pilot zu sein, sondern vielmehr damit, die ganze Situation nicht zu verstehen oder ihr nicht zu trauen.

Vielleicht haben Sie im Lauf einer Golfübertragung im Fernsehen den Kommentator schon einmal Folgendes sagen hören:

*»Sollte Ihr Leben einmal davon abhängen, ob dieser Putt ins Loch geht, könnten Sie sich keinen besseren Mann dafür aussuchen als …«*

Beim Fliegen können Sie selbst und alle anderen Passagiere froh sein, dass nicht Sie das Flugzeug fliegen, also versuchen

Sie es gar nicht erst! Lehnen Sie sich zurück, entspannen Sie sich und genießen Sie den Flug. Sie befinden sich nicht in Gefahr, nicht zuletzt weil der Pilot äußerst verantwortungsbewusst und zuverlässig ist.

*»Gut, ich akzeptiere Ihr Argument, dass die Besatzung nicht ihr halbes Leben 10 000 Meter über der Erde verbringen würde, wenn sie nicht von der Sicherheit überzeugt wäre. Aber was ist mit den Mechanikern und der Flugsicherung? Deren Leben steht nicht auf dem Spiel.«*

Richtig, aber auch sie sind engagierte Profis. Weil Ihr Leben in den Händen dieser Menschen liegt, werden auch bei deren Auswahl, Ausbildung und Überwachung dieselben strengen Kriterien angesetzt. Die Flugzeuge werden nach jedem Flug gewartet und in regelmäßigen Abständen genauestens überprüft. Die Mechaniker müssen ihre Arbeit dokumentieren und per Unterschrift bestätigen, das Gleiche gilt für deren Vorgesetzte. Darüber hinaus werden alle wichtigen Mitarbeiter, das »fliegende Personal« genauso wie das Bodenpersonal, regelmäßig von einer unabhängigen Institution überprüft, die ihre Inspektionen ohne vorherige Ankündigung durchführt.

Versetzen Sie sich in die Lage eines Mitarbeiters der Flugsicherung oder eines Mechanikers. Hunderte Menschenleben hängen von Ihnen ab, ganz zu schweigen von Ihrem Ansehen und Ihrer weiteren beruflichen Karriere. Würden Sie das Risiko eingehen, ein Flugzeug für den Start freizugeben, wenn Sie nicht hundertprozentig davon überzeugt wären, dass es sich in einwandfreiem Zustand befindet, zumal ein technischer Defekt unweigerlich auf Sie zurückfallen würde?

*»Ich bin mit Ihnen einer Meinung, dass es sich um tüchtige und engagierte Leute handelt, aber es sind Men-*

*schen. Egal, wie viel Mühe sie sich geben, auch ihnen kann einmal ein Fehler unterlaufen. Ein einziger Fehler reicht, und ich bin tot.«*

Nein! Natürlich ist Irren menschlich. Aber glauben Sie mir, die Fluggesellschaften sind sich dessen in stärkerem Maße bewusst als Sie. Richtig ist zwar, dass in der vergleichsweise kurzen Geschichte der Luftfahrt viele Unfälle auf menschliches Versagen zurückgeführt werden können. Doch die moderne Luftfahrt ist nicht zuletzt deshalb so unglaublich sicher, weil nach jedem Unfall Untersuchungen durchgeführt werden, um die genaue Ursache festzustellen. Ob ein Unfall auf menschlichem Versagen, auf Sabotage oder einem unglücklichen Zusammentreffen von beidem beruht, die Sicherheitsvorkehrungen werden sofort verbessert, um bei einer Wiederholung der gleichen Verkettung von Umständen in der Zukunft eine Katastrophe zu vermeiden.

Ein klassisches Beispiel sind die beiden Piloten, die an einer Lebensmittelvergiftung erkrankten, nachdem sie sich für das gleiche Essen entschieden hatten, das, wie später festgestellt wurde, verdorben war. Es kam dabei zu keinem Unfall, doch inzwischen wurde in die Vorschriften aufgenommen, dass die Piloten nicht dasselbe Essen wählen dürfen.

Piloten, Ingenieure, Mechaniker und die Mitarbeiter der Flugsicherung sind Menschen und machen Fehler. Die Vorschriften sind daher absichtlich so ausgerichtet, dass ein Fehler noch keine Katastrophe auslöst.

*»Gut, Sie haben mich überzeugt, dass die Maschine nicht einfach vom Himmel fällt, dass sich die Tragflächen nicht lösen können und dass schlechtes Wetter keine Gefahr darstellt. Ich glaube auch, dass Besatzung, Mechaniker und Flugsicherung gewissenhaft und kompetent sind und dass, falls ihnen doch ein Fehler unterlaufen*

*sollte, Sicherheitssysteme zum Einsatz kommen, die diesen ausgleichen. Doch was ist mit all diesen Beinahe-Abstürzen, von denen man dauernd liest? Ich habe gehört, dass die Flugzeuge gefährlich überbelegt sind, und warum sollten die Fluglotsen dauernd streiken, wenn sie nicht überlastet und unterbezahlt wären? Die Tragflächen lösen sich vielleicht nicht, aber wenn wir mit einer anderen Maschine zusammenstoßen oder gegen einen Berg fliegen, bin ich auch tot!«*

Da kann ich Ihnen nur Recht geben. Genau diese Meinung habe ich auch vertreten und ganz sicher hat sie viel zu meiner Flugangst beigetragen. Beschäftigen wir uns also etwas intensiver mit den

**Fluglotsen.**

# 15
# Fluglotsen

Durch die Berichterstattung der Medien entsteht der Eindruck, die Fluglotsen befänden sich permanent im Streik. Falls diese streiken, weil sie überarbeitet sind oder weil die Lufträume gefährlich überfüllt sind, haben sie meine volle Unterstützung. Alles, was dazu beiträgt, dass Fliegen noch sicherer wird, als es ohnehin schon ist, hat meine volle Unterstützung.

Wir müssen die überfüllten Lufträume und die Beinahe-Abstürze in der richtigen Relation sehen. Ihr Flugzeug wird von dem Moment an, in dem es sich auf den Weg zur Startbahn macht, bis zum Ausrollen auf dem Zielflughafen per Radar überwacht. Auf dem Weg zur Startbahn, beim Start, bei der Landung und schließlich auf dem Weg zum endgültigen Haltepunkt wird es außerdem von einem eigenen Fluglotsen betreut.

Der Himmel ist kein großer, offener Raum, in dem Flugzeuge sich nach eigenem Gutdünken in beliebigen Höhen oder Richtungen bewegen können. Er ist, ähnlich wie die Autobahnen am Boden, in einzelne Luftkorridore aufgeteilt. Dabei gibt es allerdings einen sehr wichtigen Unterschied. Während auf den Schnellstraßen die Autos manchmal mit nur wenigen Zentimetern Abstand dahinrasen und, wenn es sich nicht um eine Autobahn oder zweispurige Straße handelt, regelmäßig mit Geschwindigkeiten bis zu 200 Stundenkilometern aneinander vorbeifahren, hat jedes Flugzeug sozusagen seine eigene Schnellstraße.

Ein Flugzeug, das in 10 000 Meter Höhe fliegt, wird so geleitet, dass sich die nächstfliegende Maschine 600 Meter darüber oder darunter bewegt. In horizontaler Richtung fliegt kein Flugzeug in weniger als 15 Kilometer Abstand davor oder dahinter. Klingt das für Sie gefährlich? Können Sie sich vorstellen, wie sicher die Straßen wären, wenn alle Autos mindestens 15 Kilometer Abstand voneinander halten müssten? Die Sicherung des Luftverkehrs sorgt aber nicht nur dafür, dass keine Kollisionen zwischen Flugzeugen erfolgen, sondern auch, dass sie nicht gegen Berge oder andere Hindernisse fliegen.

*»Aber warum gibt es dann diese vielen Beinahe-Abstürze, wie kann es dann doch zu Kollisionen kommen, und warum krachen dennoch immer wieder Flugzeuge gegen Berge?«*

Hier müssen Sie die Dinge in der richtigen Relation betrachten. Wenn ein Flugzeug wenige Meter neben einem anderen fliegt, wäre das in unseren Augen ein Beinahe-Absturz. In Wirklichkeit aber gilt es schon als Beinahe-Absturz, wenn sie sich näher kommen als vorgeschrieben. Wie bei jedem anderen Aspekt des Fliegens ist auch hier ein großer Sicherheitsfaktor berücksichtigt. Kollisionen mitten im Luftraum kommen bei Flügen, die den *Auswahlkriterien* entsprechen, mit einer Wahrscheinlichkeit von weniger als eins zu mehreren Milliarden vor. Flugzeuge kollidieren und fliegen gegen Berge. Doch ein solches Ereignis ist so selten, dass es, egal ob es sich um ein Privatflugzeug oder eine Militärmaschine handelt oder wo in der Welt dies passiert, Schlagzeilen macht. Das leistet gewiss auch einen großen Beitrag zur Sicherheit des Fliegens. Wenn man aber bedenkt, dass sich diese Kollisionen immer zwischen Militär- oder Privatflugzeugen ereignen, braucht man eigentlich keinen anderen Beweis mehr für die unglaubliche Sicherheit, die die Fluggesellschaften Gewähr leisten, auf die unsere *Auswahlkriterien* zutreffen.

Kommen wir nun zu anderen Gefahren, die von den Medien gerne übertrieben dargestellt werden. Beginnen wir mit

**Entführung und Sabotage.**

# 16
# Entführung und Sabotage

Vor zehn Jahren hatte man den Eindruck, jeden Tag würde ein Flugzeug entführt und/oder in die Luft gejagt. Ich meine, es war der Sache nicht dienlich, dass die zuständigen Behörden auf die Bedingungen der ersten Entführer eingingen. Doch wie in jedem anderen Bereich auch, der für die Sicherheit relevant ist, hat die zivile Luftfahrt aus den Erfahrungen gelernt. Saboteure und Entführer gehen heute etwas weniger aggressiv vor, andererseits sind Passagierflugzeuge keine so leichte Beute mehr.

Die Flughäfen, die den *Auswahlkriterien* entsprechen, sind heute mit hoch entwickelten Kontrollsystemen für Gepäck und Passagiere ausgerüstet. Manche dieser Systeme sind deutlich erkennbar, andere nicht, und es war für mich ein gutes Zeichen, dass die verantwortlichen Stellen sich weigerten, mir aus nahe liegenden Gründen keine genaueren Auskünfte darüber zu erteilen.

Am wichtigsten erscheint mir im Hinblick auf Entführungen und Sabotageakte, dass sie heute im Flugverkehr nur noch sehr selten vorkommen. Selbst in den schlimmsten Zeiten ereigneten sich die meisten dieser Vorfälle bei Flügen, die unsere *Auswahlkriterien* nicht erfüllten, und der Großteil von ihnen wurde abgewickelt, ohne dass dabei Passagiere umkamen oder verletzt wurden.

Eine Ausnahme bildete die Katastrophe von Lockerbie.

Im Laufe meiner Recherchen stellte ich Hunderten von Personen die Frage: »Was war die letzte Katastrophe, an die Sie sich noch erinnern können?« Einige erinnerten sich an überhaupt keine, die meisten erwähnten Lockerbie, ein paar gaben München an. Lockerbie war vor über zehn Jahren, München vor mehr als 40 Jahren. Und keine dieser beiden Katastrophen wäre eingetreten, wenn man damals schon über die heutigen Sicherheitssysteme verfügt hätte.

Schaffen wir als Nächstes zwei weitere Schreckgespenster aus der Welt, die Menschen mit Flugangst zu schaffen machen:

**Nebel und Treibstoff.**

# 17
# Nebel und Treibstoff

Nebel stellte in den Anfangszeiten der Fliegerei sicher eine Gefahr dar. Doch heute trifft das nicht mehr zu. Er kann immer noch eine gewisse Beeinträchtigung bedeuten, aber nur in seltenen Fällen. Diese positive Entwicklung ist auf drei wesentliche Faktoren zurückzuführen.

Erstens spielen die Immissionsschutzgesetze eine Rolle. Seit in vielen Ländern im Geltungsbereich der *Auswahlkriterien* die Verbrennung bestimmter fossiler Brennstoffe verboten ist, gibt es auch keine »Erbsensuppe« mehr, in der die Sicht auf wenige Meter eingeschränkt ist.

Zweitens wurden sowohl in der Wettervorhersage als auch in der Kommunikationstechnik große Fortschritte erzielt. Sollten die Wetterbedingungen beim Start eine Gefahr darstellen, sei es auf Grund von Nebel, Eis oder anderen Faktoren, wird die Maschine nicht in die Luft gehen. Falls am Zielflughafen ähnliche Bedingungen herrschen, wird die Maschine ebenfalls nicht starten.

*»Aber wir wissen doch alle, dass es sich bei der Wettervorhersage nicht um eine exakte Wissenschaft handelt und diese Flüge viele Stunden dauern können. Was passiert, wenn am Zielflughafen während des Fluges Nebel aufkommt?«*

Vor jedem Flug wird unabhängig vom Piloten und der Besatzung ein Plan erstellt. Dabei werden auch die Wetterbedingungen berücksichtigt, inklusive der zu erwartenden Windrichtung und -stärke, und die sicherste und bequemste Route vorgeschlagen. Zum Eigengewicht des Flugzeugs wird das Gewicht der Passagiere und der Mannschaft sowie des Gepäcks addiert. Auf Grund dieser Informationen wird die für den Flug benötigte Treibstoffmenge ermittelt, wobei auch das Gewicht des Treibstoffs miteinbezogen wird.

Auch hier ist, wie bei allen Sicherheitsmaßnahmen des Flugverkehrs, genügend Spielraum eingerechnet. Falls das Flugzeug aus irgendwelchen Gründen am vorgesehenen Zielort nicht sicher landen kann, hat es ausreichend Treibstoff an Bord, um einen anderen, im Voraus bestimmten Flughafen anfliegen und über diesem mindestens 30 Minuten lang kreisen zu können. Zu dieser Menge wird noch ein weiteres Kontingent addiert, um bei anderen unvorhergesehenen Ereignissen abgesichert zu sein Der Pilot überprüft die Routenplanung und ist befugt, diese zu ändern, falls er sie aus irgendeinem Grund für gefährlich hält. Laut Vorschrift kann er aber nicht weniger Treibstoff an Bord nehmen, als im Flugplan vorgesehen ist. Allerdings kann er mehr tanken lassen, wenn ihm dies nötig erscheinen sollte.

Der dritte Faktor, der dazu beiträgt, dass Nebel heute kein Problem mehr darstellt, ist der Autopilot in jedem Flugzeug, auf das die *Auswahlkriterien* zutreffen. Dieser sorgt dafür, dass es absolut sicher auf den Boden geleitet werden kann, selbst wenn die Sicht gleich null ist! Auf Flughäfen, die über das System »Autoland« verfügen, bedeutet Nebel keine Gefahr mehr für den Landevorgang als solchen, sondern lediglich für die Strecken, die am Boden zurückzulegen sind.

Als ich Fahranfänger war, ging mir regelmäßig das Benzin aus. Das lag zum Teil daran, dass ich mir nicht leisten konnte, mehr als zehn Liter auf einmal zu tanken, häufiger aber kam es daher, dass die Autos damals nicht die Warnsysteme besaßen, die heute üblich sind. Ich weiß, dass ich nun mein Glück herausfordere, aber mir ist seit über 20 Jahren nicht mehr das Benzin ausgegangen.

Nun wissen Sie also, dass die Sicherheitsvorkehrungen in einer modernen Passagiermaschine es nicht zulassen, dass in der Luft der Treibstoff ausgeht. Selbst wenn ein Leck auftreten sollte, werden Treibstoffvorrat und -verbrauch während des Flugs immer wieder überprüft. Sollte dadurch eine ernsthafte Gefahr entstehen, würde die Maschine auf dem nächsten geeigneten Flughafen landen, um das Leck abzudichten und entsprechend nachzutanken.

*»Aber angenommen, das Leck entsteht mitten über dem Atlantik?«*

Das ist wieder einer dieser Mythen, die nicht der Realität entsprechen. Wenn Sie in einem Atlas die direkte Verbindung von London nach New York betrachten, sieht es aus, als müssten Sie 4500 Kilometer über den Ozean fliegen. Suchen Sie die kürzeste Strecke auf einem Globus, werden Sie feststellen, dass diese über Nordeuropa und Kanada führt. Genauer betrachtet, befindet man sich selten in größerer Entfernung vom nächsten Flughafen. Ich konnte nicht einen einzigen Unfall ausfindig machen, bei dem im Geltungsbereich der *Auswahlkriterien* ein Flugzeug ins Meer stürzte!

Aber wie sollten Sie einen Flug genießen können, wenn Sie unter einem Phänomen leiden, das ganz und gar natürlich ist, nämlich

**Höhenangst.**

## 18
## Höhenangst

Ich leide noch immer unter Höhenangst, habe aber keine Angst mehr beim Fliegen. Kommt das daher, dass ich so weit wie möglich vom Fenster entfernt sitze und den Gedanken verdränge, dass ich mich in 10 000 Meter Höhe befinde? Im Gegenteil, ich sitze bei allen Flügen lieber am Fenster. Selbst über den Wolken ist der Ausblick interessanter als der Innenraum des Flugzeugs. Und auf einem Fensterplatz hat man beides.

Bei klarer Sicht besteht ein Großteil des Genusses beim Fliegen darin, alles aus großer Höhe betrachten zu können. Wir alle wissen ein schönes Panorama zu schätzen. Wenn Sie den Everest besteigen, sehen Sie die Welt nur aus 8000 Meter Höhe, dabei frieren Sie, Sie sind erschöpft und das Atmen fällt Ihnen schwer. Können Sie sich ausmalen, wie angenehm es dagegen ist, aus 10 000 Meter Höhe den Blick über eine schneebedeckte Bergkette schweifen zu lassen, hemdsärmelig, in einem komfortablen Sessel, bei angenehmen Temperaturen, entspannt, sicher und bequem?

Widerspreche ich mir hier nicht selbst? Wenn ich unter echter Höhenangst litte, könnte ich niemals den Ausblick genießen, im Gegenteil, ich säße wie versteinert auf meinem Platz.

Die Antwort auf das Rätsel lautet: Niemand hat Angst vor der Höhe. Wir alle leiden, vorausgesetzt, wir sind normale

Menschen, nicht unter Angst vor der Höhe, sondern der Angst, aus der Höhe abzustürzen.

Ich will Ihnen ein Beispiel nennen: Der Titicaca-See ist eine riesige Wasserfläche in einer Landschaft von großer Schönheit und Klarheit. Wenn Sie an seinem Ufer stehen, haben Sie, wenn man von der dünnen Luft absieht, nicht das Gefühl, sich in großer Höhe aufzuhalten. Tatsächlich befinden Sie sich aber 3 700 Meter über dem Meeresspiegel.

Und ein weiteres Beispiel aus meinem eigenen Erfahrungsbereich: Wenn ich in einem großen Gebäude zu tun hatte und, sagen wir, in den 30. Stock musste, machte mir die zunehmende Entfernung zum Erdgeschoss Angst. Sobald ich aber den Lift verlassen hatte, hatte ich keinerlei Probleme mehr und war vollkommen entspannt. Trat ich jedoch an ein Fenster und konnte vom 30. Stock aus nichts erkennen außer der Straße, kehrte die Angst zurück. Von einem Balkon aus wäre es noch ungleich schlimmer gewesen.

Abgesehen davon, dass ich mich heute im Lift nicht mehr befangen fühle, weil ich weiß, dass er nicht urplötzlich nach unten sausen kann, ist mir in hohen Gebäuden am Fenster oder auf einem Balkon noch immer nicht ganz wohl. Das macht mir aber keine Sorgen. Ich bin mir bewusst, dass dies völlig normal ist und zu meinem eigenen Schutz beiträgt. Ich bleibe einfach vom Fenster weg, und wenn ich auf einen Balkon hinaus muss, gehe ich nicht ganz nach vorne.

Eine Leiter kann ich unter folgenden Voraussetzungen ohne Angst hochsteigen:

*Ich habe mich davon überzeugt, dass sie auf festem Untergrund steht und in sicherem Winkel angelehnt ist, wodurch ein Wegrutschen nicht möglich ist.*

*Sie ist oben ebenfalls gegen eine solide Fläche gelehnt, von der sie nicht abrutschen kann.*

*Ich bin mir sicher, dass die Sprossen halten und nicht durchbrechen.*

*Ich kann mich an beiden Seiten mit den Händen fest halten, sodass immer mindestens drei Gliedmaßen in Kontakt mit der Leiter stehen.*

Auch hier ist wieder ausschlagend: Wenn ich mich ganz sicher fühle, macht mir die Höhe keine Angst. Sitze ich heute in einem Flugzeug, egal in welcher Höhe, habe ich ebenfalls keine Angst, weil ich weiß, dass ich dort absolut sicher bin.

Auf Grund meiner eigenen Erfahrungen und nach Gesprächen mit anderen Menschen, die ebenfalls unter Flugangst gelitten haben, bin ich überzeugt, dass es sich, genau wie bei Höhenangst, um eine Angst vor dem Fallen handelt. Also haben wir es bei Flugangst nicht mit Angst vor dem Fliegen zu tun, sondern mit der Angst, Fliegen könnte gefährlich sein. Sind Sie erst einmal davon überzeugt, dass es keine Gefahr gibt, wird auch die Angst verschwinden.

Die wohl aussagekräftigste Frage in meinem Fragebogen lautete:

*»Glauben Sie, Sie hätten keine Flugangst mehr, wenn Sie im Voraus wüssten, dass das Flugzeug sicher landen wird?«*

Als Antwort auf diese Frage erwartete ich ein einstimmiges Ja. Tatsächlich aber antworteten 22 Prozent der Befragten mit Nein. Erst einmal verstand ich das nicht. Es wäre für mich einleuchtend gewesen, wenn es sich beim Fliegen um eine Art Achterbahnfahrt handeln würde. Ich war überrascht, dass laut Fragebogen nur 78 Prozent Angst vor einer Fahrt mit der Achterbahn hatten. Hier hätte ich auf hundert Prozent getippt. Selbst wenn ich genau wüsste, dass keinerlei

Gefahr besteht, würde mir ein Unterfangen, bei dem sich mein Magen vom Rest des Körpers zu lösen scheint, Angst einflößen. Aber einen Flug in einem modernen Jet kann man ganz und gar nicht mit einer Achterbahnfahrt vergleichen. Nicht einmal in den raren Fällen von Turbulenzen ist er schlimmer, als mit dem Auto über ein Kopfsteinpflaster zu fahren.

Ich nahm mit allen diesen Personen Kontakt auf und bat sie, mir zu erklären, wie es möglich sein kann, Flugangst zu haben, obwohl man schon im Voraus weiß, dass man sicher sein Ziel erreichen wird. Die meisten konnten mir keine schlüssige Antwort geben. Einer sagte: »Es ist die Vorstellung der riesigen Entfernung zwischen mir und dem Erdboden.«

Das konnte ich nachvollziehen. Das ist auch der Grund, warum ich immer noch Befangenheit verspüre, wenn ich am Geländer eines Balkons in den oberen Stockwerken eines Hochhauses stehe. Aber trotzdem habe ich keine Angst, wenn ich 10 000 Meter über der Erde in einem Jet sitze. Das Schlüsselerlebnis war vermutlich eine Heißluftballonfahrt, die Joyce und ich über dem Carson Valley in Nevada unternahmen.

Es war zu der Zeit, als ich meine Flugangst bereits abgelegt hatte, aber immer noch etwas befangen war. Als mir die Flugangst noch zu schaffen machte, hätte mich kein Mensch jemals freiwillig in einen Heißluftballon gebracht. Und nach wie vor hätte mich niemand zu einer wilden Fahrt auf dem Jahrmarkt überreden können. Vor und während der Ballonfahrt war ich ziemlich aufgeregt. In 1500 Meter Höhe stellte der Fahrer den Brenner ab. Ich hatte weder Angst vor der Höhe noch vor irgendeiner Gefahr. Es war eines meiner schönsten Erlebnisse.

Warum hatte ich keine Angst, aus 1500 Meter abzustürzen, kann aber immer noch nicht am Geländer eines Balkons in zehn Meter Höhe stehen? Weil der Korbrand in Brusthöhe endete und ich mich, wie an einer Leiter, mit beiden Händen daran fest halten konnte, sodass keinerlei Gefahr bestand herauszufallen. Aber der Korb schwebte 1500 Meter in der Luft. Wenn nun der Ballon plötzlich zu Boden gestürzt wäre? Der Ballon konnte nicht einfach zu Boden stürzen. Er war voller heißer Luft, und der Korb war solide befestigt.

Ich hatte keine Angst, weil ich wusste, dass keinerlei Gefahr bestand. Auf einem Balkon, dessen Geländer mir nur bis zur Taille reicht, könnte ich ausrutschen und über die Brüstung kippen. Oder der Bauingenieur könnte falsch berechnet haben, welche Last der Balkon tragen kann. Oder die »Stümper«, die ihn gebaut haben, haben schlechtes Material verwendet. Also fühle ich mich sicherer, wenn ich möglichst weit vom Geländer weg bin.

Ich will Ihnen die Situation noch auf andere Weise veranschaulichen. Die Erde dreht sich alle 24 Stunden einmal ganz um ihre Achse und beschreibt dabei einen Kreis von ca. 40 000 Kilometern. Am äußeren Rand drehen wir uns folglich mit einer Geschwindigkeit von mehr als 1600 Stundenkilometern. Gleichzeitig umkreisen wir alle 365 Tage oder 8760 Stunden einmal die Sonne. So weit ich weiß, ist die Sonne ungefähr 150 Millionen Kilometer von der Erde entfernt, das heißt, vorausgesetzt, mein Mathematiklehrer bezog sein Gehalt zu Recht, wir bewegen uns alle 8760 Stunden 950 Millionen Kilometer durch den Weltraum. Das entspricht einer Geschwindigkeit von ungefähr 110 000 Stundenkilometern.

Ist Ihnen, während Sie an einem schönen Sommertag in Ihrem Garten sitzen und sich sanft im Schaukelstuhl wiegen, bewusst, dass Sie mit fast 110 000 Stundenkilometern durch das All schießen und sich dabei mit mehr als 1600 Stundenkilometern drehen? Sind Sie sich der unglaublichen Weite des Raumes bewusst, der die Erde umgibt? Wenn die Erde allerdings aufhörte, sich zu drehen, und Sie würden mit 1600 Stundenkilometern in das All katapultiert, oder wenn die Erde plötzlich aufhörte, sich um die Sonne zu drehen, und sie würden mit 110 000 Stundenkilometern weggeschleudert, wäre Ihnen das ganz deutlich bewusst.

Warum nehmen wir aber diese unglaublichen Geschwindigkeiten nicht wahr, wenn wir in unserem Garten sitzen? Weil der Garten und die ihn umgebende Atmosphäre sich in die gleichen Richtungen und mit der gleichen Geschwindigkeit bewegen und drehen. Wir sind auf gewisse Weise in unsere eigene kleine Welt eingebettet, und weil wir uns keine Sorgen machen, die Erde könnte aufhören, sich zu drehen oder zu bewegen, haben wir keine Angst. Genauso erging es mir bei der Ballonfahrt. Ich wusste, dass es nicht gefährlich war, daher hatte ich auch keine Angst, nicht einmal vor der Höhe. Ich war in die kleine Welt des Ballonkorbs eingebettet und stand dort mit beiden Beinen auf dem Boden. Ohne die Höhenangst bereitete die wunderbare Aussicht große Freude, und die Bewegungen des Ballons, egal ob nach oben oder unten, seitlich oder vorwärts, waren wie das sanfte Wiegen eines Schaukelstuhls.

Haben Sie erst einmal die Angst abgelegt, ist ein Flug in einem modernen Jet genau dasselbe: In 10 000 Meter Höhe spührt man die Geschwindigkeit nicht. Sie sind in einen eigenen kleinen Kosmos eingebettet, eine freundliche, komfortable und entspannte Welt. Sie haben einen bequemen Sessel ganz für sich und man achtet stets auf eine angenehme Innentemperatur. Sie atmen frische Luft in einer Reinheit, die Sie nach dem Verlassen des Flugzeugs nicht mehr antreffen werden. Attraktive und freundliche Flugbegleiter und -begleiterinnen servieren Ihnen Getränke und Essen. Das Essen der Fluggesellschaften ist häufig Gegenstand von Satire und Ironie. Ich gebe zu, dass in der Vergangenheit tatsächlich einiges daran auszusetzen war. Doch unter den Fluggesellschaften herrscht ein strenger Wettbewerb, sodass in den vergangenen Jahren nicht nur bei der Sicherheit, die immer oberste Priorität besitzt, große Fortschritte erzielt wurden, sondern auch im zweitwichtigsten Bereich – Service und Komfort für die Fluggäste. Ich persönlich finde das Essen, das die Fluggesellschaften, auf die die *Auswahlkriterien* zutreffen, heute anbieten, nahrhaft und durchaus genießbar.

Ich kann gut verstehen, wenn jemand denkt: »Selbst wenn ich wüsste, dass das Flugzeug sicher landen wird, könnte ich diese Angst vor den 10 000 Metern Distanz zwischen mir und dem Erdboden nicht ablegen.« Sobald Sie sich jedoch im Schutz des Flugzeugs befinden, sind Sie keine 10 000 Meter mehr in der Luft, sondern Sie sitzen bequem in einem Sessel am Boden. Wenn Sie unter Flugangst leiden, fällt es Ihnen sicher schwer zu glauben, dass Sie sich die meiste Zeit des Fluges der Tatsache, dass Sie fliegen, überhaupt nicht bewusst sind. Sie können ziemlich komfortabel essen, schlafen oder ein Buch lesen.

Sie haben keine Angst davor, dass die Erde aufhören könnte, sich zu drehen, weil dieser Fall so unwahrscheinlich ist, dass Sie gar nicht weiter darüber nachdenken. Genauso verhält es sich bei Flügen, die den *Auswahlkriterien* entsprechen. Die Wahrscheinlichkeit, dass etwas Schlimmes passieren könnte, ist so gering, dass Sie auch darüber nicht weiter nachzudenken brauchen!

Nun könnten Sie einwenden:

> *»Das weiß ich ja, doch diese geringe Wahrscheinlichkeit könnte ja mich treffen. Bei dem Glück, das ich habe, würde mich das nicht wundern!«*

Solche Gedanken sind unglaublich töricht. Wenn Sie sich Sorgen machen, dass die eine Maschine, in der Sie unterwegs sind, abstürzen könnte, müssten Sie sich ebensolche Sorgen machen, dass die Tausende anderer Flugzeuge, die tagtäglich über Sie hinwegfliegen, vom Himmel fallen und auf Ihnen landen könnten. Gehen Sie jedes Mal, wenn Sie ein Flugzeug über sich hören, in Deckung? Natürlich machen Sie das nicht, denn Sie wissen ja, dass Flugzeuge nicht einfach so vom Himmel fallen.

An früherer Stelle erwähnte ich, dass Sie keinen Mut aufbringen müssen. Brauchen Sie Mut, um einen Zug zu besteigen? Bei der Auswertung meines Fragebogens ergab sich, dass die einzige Art der Beförderung, bei der nicht eine der befragten Personen Angst hat, das Reisen im Zug ist. Warum? Weil wir Zugfahren als normal und sicher betrachten.

Ihr Beitrag besteht darin, positiv zu denken. Sie lesen dieses Buch, weil Sie wissen, dass die Angst, die Sie vom Fliegen abhält oder es zu einem so beängstigenden Erlebnis macht, keine sehr angenehme Sache ist. Dabei sind Sie sich aber auch dessen bewusst, dass Flüge, wenn sie den *Auswahlkriterien* entsprechen, die sicherste Art zu reisen darstellen und Ihre Ängste irrational sind.

Zunächst müssen Sie akzeptieren, dass der Tod unausweichlich ist. Früher oder später werden Sie sterben. Selbst wenn Sie Ihr ganzes Leben damit zubrächten, in 10 000 Meter Höhe im Geltungsbereich der *Auswahlkriterien* zu fliegen, wäre Fliegen nur mit einer Wahrscheinlichkeit von eins zu einer Million Ihre Todesursache.

Quälen Sie sich nicht länger. Sie gehören nicht gerne zu den Menschen, die Angst vor dem Fliegen haben. Sie fühlen sich deswegen unvernünftig und unsicher. Es liegt in Ihrer Macht, sich für den ersten oder nächsten Flug zu entscheiden und diesen auch wirklich zu genießen. Das Leben ist nicht als bloßes Existieren gedacht. Das Leben ist dazu da, um alle Möglichkeiten auszuschöpfen.

Ihre fünfte Anweisung lautet:

**Packen Sie es an!**

Egal ob Ihnen der Gedanke behagt oder nicht, akzeptieren Sie, dass Sie diesen ersten oder nächsten Flug mitmachen werden. Vom Augenblick dieser Entscheidung an kann die Zeit bis zum Flug, der Flug selbst und Ihr ganzes zukünftiges Leben entweder ein Albtraum werden oder eine angenehme und erfüllende Erfahrung darstellen.

In Ihrer Vorstellung hängt die Entwicklung zum einen oder anderen vielleicht vom Zufall ab. Das trifft nicht zu, sie hängt einzig und allein von Ihnen ab. Der Pessimist betrachtet die Flasche als halb leer, der Optimist als halb voll. Das sind die zwei unterschiedlichen Arten, ein und dieselbe Situation wahrzunehmen. Wenn Sie Angst vor einem Flug haben, der die *Auswahlkriterien* erfüllt, betrachten Sie eine halb volle Flasche als halb leer.

Sie haben es selbst in der Hand. Tatsache ist, dass es eine schöne und sichere Erfahrung sein kann. Sie haben die Wahl, sich auf diese aufregende und anregende Erfahrung zu freuen oder die Wirklichkeit in Ihrer Vorstellung zu verzerren und zu einem Albtraum werden zu lassen. Entscheiden Sie selbst. In jedem Fall werden Sie bei Ihrer Entscheidung zu fliegen bleiben. Lassen Sie einen Albtraum daraus werden oder ein Vergnügen? Dumme Frage. Ihre sechste Anweisung lautet, nicht nur diesen ersten oder nächsten Flug zu buchen, sondern sich auch darauf zu freuen und ihn

**zu genießen!**

Seit ich die einfache Methode, mit dem Rauchen Schluss zu machen, entdeckt habe, behaupte ich, es sei einfach, jede Art von Problem mental zu lösen, sei es Übergewicht, Abhängigkeit von Alkohol oder anderen chemischen Drogen oder irgendetwas anderes in Ihrem Leben, worunter Sie leiden. Und es ist tatsächlich einfach, vorausgesetzt, Sie befolgen die Anweisungen. Es ist einfach, aber unterschätzen Sie sich nicht. Alle Lebewesen auf diesem Planeten können von Natur aus schwimmen. Nur wir Menschen müssen auf Grund der Gehirnwäsche, der wir von Geburt an ausgesetzt sind, erst schwimmen lernen. Das mindert aber nicht die Freude, die jeder Mensch empfindet, wenn ihm die ersten Züge gelungen sind oder die erste Bahn geschwommen ist, wenn er Fahrrad fahren kann oder den Führerschein bestanden hat.

Sie sind im Begriff, etwas Wunderbares zu vollbringen. Genießen Sie die Vorfreude darauf, dieses kräftezehrende Problem bald gelöst zu haben. Tun Sie es jetzt! Sämtliche Anweisungen sind wichtig, doch die sechste ist die angenehmste:

**Genießen Sie es!**

Ich kann mir vorstellen, dass Sie noch immer Vorbehalte haben und ich einige Punkte noch nicht angesprochen habe, die ebenfalls zur Angst vor dem Fliegen beitragen können. Ich möchte Ihnen unbedingt klar machen, dass viele dieser anderen Faktoren die Flugangst nicht hervorrufen und nur von Bedeutung zu sein scheinen, weil die Flugangst bereits besteht. Sobald wir die Angst vor dem Fliegen beseitigt haben, besitzen sie keine Bedeutung mehr. Das Schlimmste dieser Gefühle ist vermutlich

**Klaustrophobie.**

# 19
# Klaustrophobie

Mein Lexikon definiert Klaustrophobie als

*krankhafte Angst vor dem Aufenthalt in geschlossenen Räumen.*

Wie schon an früherer Stelle erwähnt, leidet meine Frau Joyce unter Klaustrophobie, ich hatte damit noch nie ein Problem. Im Gegenteil, als ich ein Kind war, erschraken meine Eltern immer wieder, wenn sie morgens in mein Zimmer kamen und mich mit den Beinen auf dem Kissen und dem Kopf am Fußende des Bettes vorfanden.

Ich weiß noch genau, dass mich das nicht störte, doch ich kann mich beim besten Willen nicht mehr daran erinnern, warum ich mich immer drehte. Ich kann nur vermuten, dass ich Angst vor der Dunkelheit oder Geistern hatte, die ich sehen, und noch wichtiger, die mich sehen würden, wenn mein Kopf auf dem Kissen lag. So vergrub ich ihn unter der Decke.

Erst als ich anfing, mich mit Flugangst zu beschäftigen, fiel mir auf, dass die Klaustrophobie meiner Frau sich nur bemerkbar machte, wenn sie einen Aufzug betreten sollte. Ich selbst habe noch nie unter Klaustrophobie gelitten, hatte aber ebenfalls Angst vor Aufzügen, bestimmten Aufzügen genauer gesagt. Ebenso Menschen, die glauben, unter

Klaustrophobie zu leiden, führen als typisches Beispiel in der Regel ihre Angst vor Aufzügen an.

In unserem Haus ist die Toilette im Erdgeschoss der kleinste Raum. Ich fragte Joyce, ob sie denn darin unter Klaustrophobie leiden würde. Die Antwort war ein entschiedenes Nein. Aber die Toilette war nur halb so groß wie ein normaler Aufzug, warum litt sie im Aufzug unter Klaustrophobie, in dieser Toilette aber nicht?

Wir diskutierten die Angelegenheit ausgiebig. Joyce kam zu dem Schluss, die Ursache ihrer Klaustrophobie sei nicht der begrenzte Raum als solcher, sondern eine Kombination von drei Faktoren:

*1. Im Aufzug entsteht Höhenangst, denn der Lift könnte nach unten stürzen.*
*2. Wenn der Aufzug zwischen zwei Stockwerken stehen bleibt, ist man der Situation ausgeliefert, man sitzt in der Falle.*
*3. Falls der Lift stehen bleibt, befindet man sich in einem engen Raum. Der Sauerstoff könnte dann nicht reichen, und man könnte ersticken.*

Genau wie Flugangst scheint mir auch Klaustrophobie eine komplexere Angelegenheit zu sein als einfach eine krankhafte Angst vor beengten Räumen. In Joyces Fall hatte der enge Raum überhaupt nichts damit zu tun, und ich vermute, dass es sich bei den meisten Menschen, die unter Klaustrophobie zu leiden glauben, ähnlich verhält.

Ihre Angst vor Aufzügen entstand aus dem Zusammenspiel drei verschiedener Ängste:

– *aus großer Höhe nach unten zu stürzen,*
– *in der Falle zu sitzen,*
– *zu ersticken.*

Sollte der Defekt des Aufzugs von einer Unterbrechung der Stromversorgung ausgehen, könnten noch zwei weitere Arten von Angst hinzukommen – Angst vor der Dunkelheit und Angst vor Feuer. Wer kann schon sagen, welche dieser Ängste in welchem Maße zu einer Angst vor Aufzügen beiträgt? In meinem Fall war alles klar, es handelte sich eindeutig um die Angst, eines der Seile, an dem die Gegengewichte hängen, könnte reißen und ich würde in die Tiefe stürzen. Dieser Punkt bereitete Joyce nie Sorgen. In ihrem Fall handelte es sich um die Angst, in der Falle zu sitzen und nicht genug Atemluft zur Verfügung zu haben.

Ich habe keine Angst mehr vor Aufzügen. Ich will nicht behaupten, dass sie in mir das gleiche Gefühl von Freude und Hochstimmung auslösen wie das Fliegen. Das kommt aber einfach daher, dass eine Fahrt im Aufzug eine ziemlich alltägliche Angelegenheit ist.

Ich bin wirklich froh, bei einer Fahrt mit dem Aufzug heute eher Langeweile als Angst zu empfinden. Das Einzige, was ich am Aufzugfahren hasse, ist die Peinlichkeit, die entsteht, wenn alle Mitfahrenden schweigend die Tür anstarren und verzweifelt bemüht sind, jeglichen Blickkontakt mit den anderen zu vermeiden.

Warum habe ich keine Angst vor Aufzügen mehr? Lag es daran, dass ich beschloss, kein Waschlappen mehr zu sein und mir positives Denken zu Eigen machte? Nein, meine Angst vor Aufzügen wurde von der Vorstellung ausgelöst, das Seil könnte reißen und ich würde in die Tiefe stürzen. War der Lift überfüllt, entdeckte ich garantiert diese kleine Plakette, auf der die maximal zugelassene Personenzahl angegeben ist. Ich zählte die Mitfahrenden. Dann bestimmte ich das Gewicht jedes Einzelnen von ihnen. In den USA war das immer eine besonders beängstigende Übung. Die Hälfte der Bevölkerung schien hochgradig übergewichtig zu sein, und immer genau diese Hälfte drängte in den Aufzug, wenn ich ihn benutzte. Hatte der Aufzughersteller solche Fälle berücksichtigt?

Ich habe keine Angst mehr vor Aufzügen, weil ich inzwischen weiß, dass selbst wenn sämtliche Personen, die den Aufzug benutzen, übergewichtig sind und man dreimal so viele Personen hineinpressen würde, wie eigentlich zugelassen sind, dieser Aufzug dennoch nicht in die Tiefe stürzen kann. Ich fand heraus, dass nicht nur ein Stahlseil die Gegengewichte mit dem Aufzug verbindet, sondern sechs bis acht, und jedes Einzelne dieser Seile fest genug ist, den vollbesetzten Aufzug zu tragen. Sollte gegen jede Wahrscheinlichkeit dennoch der Fall eintreten, dass alle Seile gleichzeitig reißen, sind Aufzüge mit einem automatischen Bremssystem ausgestattet.

Wie in der zivilen Luftfahrt gilt auch bei Aufzugherstellern das Prinzip der mehrfachen Sicherheitsvorkehrungen. Heute weiß ich, dass der Aufzug nicht abstürzen kann. Daher spielt es selbst in einem Wolkenkratzer mit hundert Stockwerken keine Rolle, in welcher Höhe er sich befindet. Ich muss mir darüber aber keine Gedanken mehr machen. Ich bin in meinen sicheren, kleinen Kosmos eingebettet.

Außerdem weiß ich, dass im Aufzug ausreichend Luft vorhanden ist und für den Fall, dass er stecken bleiben sollte, niemand ersticken muss, egal wie viele Menschen sich darin befinden und wie lange man warten muss. Alle modernen Aufzüge verfügen über einen Notrufschalter, die meisten sogar über ein Telefon. In den verhältnismäßig wenigen Fällen, in denen ein Aufzug tatsächlich stecken bleibt, trifft meist nach spätestens fünf Minuten Hilfe ein.

Mal ganz ehrlich, haben Sie schon einmal gehört, dass ein Aufzug in die Tiefe stürzte? Erkundigen Sie sich bei anderen, versuchen Sie, jemanden ausfindig zu machen, der eine Person kennt, die mit einem Aufzug in die Tiefe gestürzt ist. Es ist nicht möglich. Warum macht uns das dann Sorgen?

Weil wir es schon oft in Filmen gesehen haben. Wir waren einer Gehirnwäsche ausgesetzt. Diese Gehirnwäsche müssen wir zunichte machen.

Ich habe schon wiederholt behauptet, Fliegen sei die sicherste Art der Fortbewegung. Eigentlich stimmt das nicht. Es ist unglaublich sicher, viel sicherer als Autos, Busse, Kutschen oder Züge. Aber das sicherste Transportmittel sind Aufzüge. Bei der Auswertung meines Fragebogens war ich sehr überrascht, dass nur 22 Prozent der Befragten unter Klaustrophobie litten, ich hatte mit mehr gerechnet. 33 Prozent hatten Angst vor Aufzügen, auch hier hatte ich eine höhere Zahl erwartet.

Am erstaunlichsten fand ich allerdings, dass nicht einer der Befragten Angst vor Zugfahrten hatte. Ich habe keinerlei Angst vor Flügen, die die *Auswahlkriterien* erfüllen, doch in Zügen fühle ich mich nach wie vor befangen. Nur elf Prozent gaben an, Angst vor Rolltreppen zu haben. Aufzüge sind sogar sicherer als Rolltreppen. Kein Mensch kommt auf einer Rolltreppe zu Tode. Nun könnten Sie argumentieren, bei der King's-Cross-Katastrophe seien viele Menschen auf einer Rolltreppe umgekommen. Ich halte dagegen, dass die Menschen nicht durch die Rolltreppe zu Tode kamen, sondern durch die Rauchentwicklung, nachdem Feuer ausgebrochen war. Darüber lässt sich allerdings streiten, und wenn es sein muss, überlasse ich das Urteil letztendlich Ihnen.

Menschen ersticken nicht in Aufzügen und stürzen darin auch nicht in die Tiefe. Auf Rolltreppen ereignen sich weitaus mehr schwere Unfälle als in Aufzügen. Wenn Sie Angst vor Aufzügen haben, sollten Sie diese als Erstes überwinden, denn Sie werden Ihre Flugangst vermutlich nicht ablegen können, solange Sie unter Angst vor Aufzügen leiden. Lassen Sie für den Anfang diese gläsernen Außenaufzüge an hohen Gebäuden beiseite. Warum, sind diese vielleicht nicht so sicher wie Innenaufzüge? Ich bin davon überzeugt, dass sie ebenso sicher sind, aber vergessen Sie nicht, dass Angst vor Höhe völlig normal ist. Sie ist ein natürlicher Instinkt, den wir zu unterdrücken versuchen. Es ist das gleiche Gefühl, wie auf einem Balkon in großer Höhe.

Stellen Sie sich vor, Sie benutzen einen Innenaufzug und einer der Mitfahrenden sagt:

*»Hei, wir sind schon 30 Stockwerke hochgefahren, das sind 90 Meter! Was wohl passiert, wenn das Ding nach unten stürzt?«*

Damit bekräftigt er die Gehirnwäsche, der uns bereits die Medien unterzogen haben. Wir konzentrieren uns darauf, diese Gehirnwäsche unwirksam zu machen. Der Aufzug kann nicht abstürzen, aber dieser Mensch will uns davon überzeugen, dass er es doch kann. Das Problem ist, dass er uns die Höhe bewusst macht. Und genau so ergeht es uns in diesen gläsernen Außenaufzügen. Heute kann ich in ihnen fahren, aber ich fühle mich unwohl darin. So etwas können sich nur Dummköpfe ausdenken. Wenn ich Aufzug fahre, mache ich das nicht wegen des Nervenkitzels. Wenn ich diese suchte, würde ich auf einen Jahrmarkt gehen. Ich hasse Vergnügungsfahrten. Wenn ich einen Aufzug benutze, möchte ich mich sicher und wohl fühlen. Doch wenn sie dafür sorgen, dass ich mir dauernd der Höhe bewusst bin, erreichen diese Dummköpfe genau das Gegenteil dessen, was sie eigentlich bezwecken sollten:

**Sie drängen mich an den Rand des Balkons!**

Wenn Sie Angst vor Aufzügen haben oder zumindest eine gewisse Befangenheit verspüren, fordere ich Sie auf, mit dem Aufzug zu fahren, und zwar nicht in Endzeitstimmung, sondern in Hochstimmung. Sicher, ich habe gesagt, eine Fahrt im Aufzug sei nichts besonders Aufregendes oder Erfreuliches, doch für Sie ist es das. Schon allein die Tatsache, dass Sie in Zukunft die Annehmlichkeit nutzen können, mit dem Aufzug zu fahren, ohne dabei Befangenheit zu verspüren, wird Belohnung genug sein. Aber Sie werden noch viel größeren Nutzen daraus ziehen. Wenn Sie die Angst vor Aufzügen abgelegt haben, wissen Sie, dass Sie auch die Angst vor dem Fliegen ablegen können.

Warten Sie nicht ab, bis Sie das nächste Mal einen Aufzug nehmen müssen. Gehen Sie in ein Hotel, in ein Einkaufszentrum oder ein ähnliches Gebäude und tun Sie es nur um der Erfahrung willen, dass Sie es können. Fahren Sie nicht nur einmal. Fahren Sie hinauf und hinunter, sooft Sie wollen:

**Packen Sie es an!**

Damit kommen wir zu unserem nächsten Punkt:

**meinem ersten Flug.**

# 20
# Mein erster Flug

Warum war mein erster Flug so schlimm? Aus demselben Grund, aus dem meine vorhergegangenen Autofahrten mit Eugine ein solcher Albtraum waren: Ich war in beiden Fällen davon überzeugt, mein Leben sei in Gefahr. Was Eugine betrifft, gilt:

**Ich hatte völlig Recht!**

Ich bedaure nur, dass ich damals nicht das nötige Gespür oder den Mut hatte, zu meiner Angst zu stehen und den Zug zu nehmen. Vielleicht war ich auch zu rücksichtsvoll, um es ihm zu sagen, oder ich hatte nicht genügend Selbstbewusstsein. Vielleicht war meine Angst, vor meiner Frau und meinen Kollegen als Feigling dazustehen, größer als meine Angst vor Eugines Fahrkünsten. Vermutlich ging es mir wie den 56 Prozent in meinem Fragebogen, die ihre Flugangst für irrational halten, und ich betrachtete meine Angst vor den Autofahrten mit Eugine als irrational. Diese Frage kann ich nicht exakt beantworten.

Damals konnte ich es jedenfalls nicht, und wenn ich 40 Jahre später darüber nachdenke, kann ich nicht viel mehr dazu sagen. Wie bereits erwähnt, die Verwirrung ist schuld an dem Problem. Und zweifellos spielten alle erwähnten Faktoren eine gewisse Rolle. Aber wenn Jahre später eine ähnliche Situation eintrat, herrschte keinerlei Verwirrung mehr, und sollte in Zukunft eine ähnliche Situation eintreten, wird ebenfalls keine Verwirrung mehr herrschen. Ich setze nun meine Prioritäten, dabei stehen mein Leben und meine Sicherheit an erster Stelle, auch wenn das bedeutet, es mit dem Fahrer zu verderben.

Mein erster Flug war noch viel schlimmer als die Fahrten mit Eugine, doch in diesem Fall

**völlig zu Unrecht!**

Die Verwirrung war sogar noch größer, da ich wusste, dass Eugines Fahrweise gefährlich war, Fliegen hingegen eine sichere Angelegenheit ist. Folglich erschienen mir meine Feigheit und Angst noch irrationaler. Das Problem war, dass ich die wahren Fakten nicht verstand:

**Ich war von der Sicherheit des Fliegens nicht überzeugt.**

Daher war ich weder feige noch irrational. Wenn man Fliegen für gefährlich hält, ist es völlig rational, Angst dabei zu empfinden.

Bezeichnenderweise hatten nur 22 Prozent der Personen, die meinen Fragebogen beantworteten, Angst, wenn sie bei anderen mitfuhren, 11 Prozent fühlten sich unwohl, wenn Sie selbst fuhren, aber 89 Prozent hatten Angst, wenn sie bei ganz bestimmten Fahrern im Auto saßen.

Liegt hier nicht der Schlüssel zu allem? Fährt man bei einem Eugine mit, ist die ganze Reise ein echter Albtraum. Und dabei ist nicht nur Eugines Fahrweise beängstigend, sondern auch die Vorstellung, jeder andere Fahrer sei ebenfalls ein Eugine. Meiner Ansicht nach ist die gefährlichste, aber auch die am weitesten verbreitete Unsitte unter den Eugines dieser Welt das zu dichte Auffahren, das heißt, sie kleben mit 110 Stundenkilometern auf der Überholspur an der hinteren Stoßstange von Eugine Nummer 2, der überhaupt nicht einsieht, auf die andere Spur zu wechseln. Dass die rechte und mittlere Spur völlig frei sind, interessiert ihn überhaupt nicht. Eugine Nummer 2 fährt die erlaubte Höchstgeschwindigkeit, daher fühlt er sich im Recht und lässt sich in keiner Weise davon beeindrucken, dass Eugine Nummer 1 hupt und blinkt, was das Zeug hält.

Dabei weigert er sich nicht etwa, die Spur zu wechseln, weil er ein gewissenhafter Verfechter der Zivilisation ist, der einerseits selbst nicht gegen das Gesetz verstoßen will und sich andererseits dazu verpflichtet fühlt, auch Eugine Nummer 2 davon abzuhalten, sondern weil er bereits zwei Verwarnungen wegen überhöhter Geschwindigkeit hat und seinen Führerschein abgeben muss, wenn er sich noch einmal etwas zu Schulden kommen lässt. Ganz abgesehen davon fährt er das neueste, nach allen Regeln der Kunst aufgemotzte Sportcoupé, und hätte er nicht schon diese Verwarnungen, würde er Eugine Nummer 1 schon zeigen, wer das schnellste Geschoss auf der Autobahn hat.

Doch Eugine Nummer 1 lässt sich nicht so einfach abwimmeln. Voller Entschlossenheit beweist er, dass er ein noch größerer Idiot als Eugine Nummer 2 ist, indem er rechts überholt. Während des Überholvorgangs sind Nummer 1 wie Nummer 2 so damit beschäftigt aufzublenden, zu hupen, sich wütende Blicke zuzuwerfen, sich anzubrüllen und obszöne Fingerzeichen zu geben, dass beide nicht bemerken, wie exakt in dem Moment, in dem Eugine Nummer 2 beschließt, rechts zu überholen, Eugine Nummer 3, der ein noch schnelleres Auto fährt, die Situation ganz schnell erkannt hat und eben im Begriff ist, beide auf der rechten Spur zu überholen.

Sobald die Straßen nass oder vereist sind oder schlechte Sicht herrscht, ereignen sich Massenkarambolagen. Man fragt sich immer wieder, wie es dazu kommen kann. Schließlich verfügen die meisten Fahrer über die nötigen Grundkenntnisse und bremsen rechtzeitig. Und der Fahrer dahinter tritt aller Wahrscheinlichkeit nach ebenfalls rechtzeitig auf die Bremse. Das Problem ist nur, dass es nur einen einzigen Eugine dazwischen braucht, und die vorderen und hinteren Autos stoßen zusammen.

Wenn ich diese Eugines beobachte, stellt sich für mich nicht die Frage, warum es so viele Massenkarambolagen gibt, sondern warum es so wenige gibt. Fragt man sie höflich, ob sie es nicht für gefährlich halten, mit 120 Stundenkilometern bis auf einen halben Meter auf den Wagen davor aufzufahren, erklären sie, wie unglaublich schnell ihr Reaktionsvermögen ist und dass sie viel schneller bremsen als der Fahrer vor ihnen. Leider haben sie oft Recht. Man versucht, ihnen darzulegen, dass sie unabhängig von ihrem Reaktionsvermögen und der guten Bremsen ihres Autos vielleicht schon auf dem anderen Wagen hängen, ehe sie überhaupt bemerkt haben, dass dieser bremst. Manche Eugines haben ein unglaublich schnelles Reaktionsvermögen. Aber sie sind allesamt auch unglaublich überheblich, und leider reichen ihre schnellen Reaktionen nicht aus, um ihre Dummheit wettzumachen.

Was ich bei den Eugines auch nicht verstehe, ist ihre Intoleranz. Allen anderen zittern die Knie, nachdem ein Eugine fünf Sekunden, nachdem die Ampel auf Rot umgesprungen ist, noch über die Kreuzung gefahren ist oder einen Formel-1-Start hingelegt hat, nachdem die Ampel noch nicht richtig orange war. In beiden Fällen schließt man am besten die Augen und schickt ein Stoßgebet zum Himmel, Eugine Nummer 2 möge bloß nicht seinen Formel-2-Start hinlegen, während Nummer 1 bei Rot über die Ampel fährt, oder umgekehrt. Falls es zu einem Beinahe-Unfall kommt oder sie tatsächlich ineinander krachen, sagt aber keiner: »Du bist also bei Rot über die Ampel gefahren. Kein Problem, das mache ich auch immer, und vielleicht bin ich auch ein bisschen zu früh losgefahren.« Haben Sie das schon einmal erlebt? Ganz bestimmt nicht! Sie schreien sich an und gehen aufeinander los.

Ist Ihnen auch schon aufgefallen, wie intolerant Eugines sind, wenn einem anderen Verkehrsteilnehmer aus Versehen ein kleiner Fehler unterläuft, obwohl sie selbst regelmäßig und in voller Absicht gegen die Straßenverkehrsordnung verstoßen und ihr eigenes Leben sowie das der anderen Insassen, der Fußgänger und anderer Verkehrsteilnehmer aufs Spiel setzen? Ihre Vorfahrt geht ihnen über alles. Dabei wollen sie aber nicht akzeptieren, dass ein anderer Verkehrsteilnehmer die gleichen Rechte besitzt. Oft kann man erleben, wie sie in einem Kreisverkehr Gas geben, um anderen die Einfahrt zu verwehren. Man sollte jedem Eugine auf den Grabstein schreiben: Hier ruht Eugine, ein Mann mit Prinzipien. Seine letzten Worte waren:

**Ich hatte Vorfahrt!**

Vielleicht haben Sie den Eindruck, ich sei vom Thema abgekommen. Doch das täuscht. Wenn Sie bei einem guten Fahrer im Auto sitzen, stellen die vielen Eugines auf der Straße keine große Gefahr für Sie dar. Sie wissen, dass Ihr Fahrer sie rechtzeitig erkennt, ihr Verhalten vorausahnt und sich auf keine Interaktionen mit ihnen einlässt. Anders ausgedrückt, Sie können sich entspannen und die Fahrt genießen.

Ist Ihr Fahrer aber ein Eugine, wissen Sie, dass er auf keinen Fall den anderen Eugines aus dem Weg gehen wird, und so sehr er sie auch hasst, wird er sie doch herausfordern. Manchmal klebt auf der Überholspur eine ganze Schlange von ihnen aneinander, und das nur, weil sich der erste Eugine im Recht fühlt und nicht auf die rechte Spur wechselt.

Neben dem zu dichten Auffahren ist die zweithäufigste Unsitte auf Autobahnen wohl, dass just in dem Moment, in dem Sie auf der mittleren Fahrbahn ein Auto überholen wollen, dieses, ebenfalls auf der mittleren Spur, einen Lastwagen überholen will. Wenn Sie gerade im Begriff sind, dieses Auto zu überholen, gibt es durch Blinken zu verstehen, dass es ausscheren wird. In den meisten Fällen handelt es sich nur um einen übervorsichtigen Fahrer, der lange genug im Voraus anzeigt, dass er den Lastwagen überholen will, sobald Sie an ihm vorbei sind.

Gelegentlich kommt es aber auch vor, dass ein normalerweise vorsichtiger Fahrer vorübergehend unkonzentriert ist, oder aber es handelt sich um einen Eugine, der in jedem Fall ausscheren wird, weil er das Vorrecht hat. Ein guter Fahrer wird sich vor dem Überholen vergewissern, dass beides nicht zutrifft. Ein Eugine wird ohne jede Rücksicht überholen. Das Resultat sind nicht selten zwei Eugines weniger auf der Straße. Aber oft sterben dabei auch die anderen Insassen oder ein gewissenhafter Fahrer, dem ausnahmsweise ein Fehler unterlaufen ist, während ein Eugine überholte.

Sitzt man bei einem Eugine im Auto, kann man sich nicht entspannen, so sehr man es auch versucht. Man weiß, dass noch viele andere Eugines auf der Straße sind. Manche von ihnen gehen in ihrer Rolle so auf, dass selbst der Eugine, dessen Beifahrer man ist, sie nicht übersehen kann und den Kürzeren ziehen muss. Andere wiederum sind Meister der Tarnung. Man kann sich also nicht einen Augenblick entspannen, und der Umstand, dass man nicht selbst fährt, macht alles noch viel schlimmer. Das eigene Leben liegt in der Hand des Dummkopfes am Steuer.

Als die Türen dieses Flugzeugs zugeklappt wurden, war es, als hätten sich Gefängnistüren geschlossen. Tierschutzaktivisten prangern völlig zu Recht die Bedingungen an, unter denen Kälber gehalten werden, um den Markt für Kalbfleisch stabil zu halten. Aber jeder, der schon öfters während einer Hitzeperiode zu Stoßzeiten in der Londoner U-Bahn gefahren ist, beneidet diese Kälber. Ich habe über Jahre hinweg unter dem fühlbaren und tatsächlich existierenden Sauerstoffmangel gelitten. Als sich die Türen schlossen, hatte ich keine Möglichkeit mehr, sie zu öffnen, aber ich fühlte mich nicht eingeschlossen. Stand der Zug eine halbe Stunde lang in einem Tunnel, der kaum breiter schien als die Wagons, machten sich die Hitze und der Sauerstoffmangel noch stärker bemerkbar, doch selbst dann hatte ich nicht das Gefühl, in einer Falle zu sitzen.

Ich will nicht behaupten, das seien aufregende oder angenehme Situationen gewesen. Sie waren ausgesprochen unangenehm. Aber ich verspürte keinerlei Angst, weil ich keinerlei Anzeichen von Gefahr erkannte. Wäre ich aber am Tag nach dem Brand in der Londoner U-Bahn-Station King's Cross in eine solche Situation geraten, hätte ich mich ganz sicher nicht nur unwohl gefühlt, ich hätte große Angst gehabt. Ich wüsste zu gerne, wie viele Menschen eine Atlantiküberquerung auf einem Schiff buchen, nachdem sie am Tag vorher *Titanic* gesehen haben oder unter dem Eindruck des Films *Der weiße Hai* im Meer schwimmen. Das werden wir nie erfahren, aber ich garantiere Ihnen, ich würde nicht zu ihnen gehören.

Egal wie unangenehm die Londoner U-Bahn in Stoßzeiten während einer Hitzeperiode ist, ich hätte lieber Tag für Tag solche U-Bahn-Fahrten in Kauf genommen, als den Horror meines ersten Fluges noch einmal durchzumachen. Von Flugangst Betroffene klagen über ein Gefühl von Eingeschlossensein, Platzangst, mangelnde Kontrolle und viele andere Dinge. Genau diese Menschen – bei meiner Fragebogenaktion waren es alle Teilnehmer – haben jedoch keine Angst, einen Zug zu besteigen. Dabei geht es in einem modernen Jet keineswegs enger zu. Man ist nicht mehr und nicht weniger eingeschlossen als in einem Zug. Sicher, im Zug können Sie die Tür öffnen, hat er sich jedoch bereits in Bewegung gesetzt, können Sie auch erst beim nächsten Halt aussteigen.

Ja, Sie können die Notbremse ziehen. Aber haben Sie das jemals gemacht? Natürlich nicht. Warum sollten Sie auch, wenn nicht ein wirklicher Notfall eintritt? Warum sollten Sie aussteigen wollen? Schließlich haben Sie diesen Zug aus einem ganz bestimmten Grund bestiegen – um von A nach B zu gelangen – und haben dafür eine beachtliche Summe bezahlt. Warum also sollten Sie aussteigen wollen, bevor Sie B erreicht haben?

Dafür fiele mir nur ein triftiger Grund ein: Sie hatten große Angst, der Zug sei nicht sicher und wollten von Anfang an nicht einsteigen.

Haben Sie erst einmal erkannt, dass Fliegen absolut sicher ist, verschwinden zusammen mit der Angst auf wunderbare Art auch die sekundären Beeinträchtigungen wie Klaustrophobie, Panikattacken, das Gefühl des Eingeschlossenseins oder mangelnder Kontrolle, und Sie werden das Fliegen so sehen, wie es wirklich ist:

**Eine Angenehme und anregende Erfahrung.**

**Aber:**

**Versuchen Sie nicht, die Maschine selbst zu fliegen.**

# 21
# Versuchen Sie nicht, die Maschine selbst zu fliegen

Sitzt ein guter Fahrer am Steuer, können die Beifahrer entspannt die Landschaft und die Reise genießen. Fährt ein Eugine, ist es unmöglich, entspannt zu sein, und von der Landschaft sieht man nichts. Man wagt es nicht, die Augen von der Straße abzuwenden, denn man sitzt praktisch selbst am Steuer.

Eugine wäre am liebsten Formel-1-Pilot. Aber insgeheim möchte er auch ein guter Reiseführer sein, und es fällt ihm nicht schwer, seine beiden Passionen unter einen Hut zu bringen. Er ist ein so guter Fahrer und reagiert so schnell, dass er ruhig einmal den Blick von der Straße abwenden kann. Ja, er vermittelt den Eindruck, sein Auto sei mit einem Selbstfahrmechanismus ausgestattet, während er laufend die Umgebung erklärt und auf jeden noch so unbedeutenden Punkt in der Landschaft hinweist. Er ist ein so guter Fahrer, dass er ruhig bis 20 Zentimeter an den Straßengraben fahren kann und sich überhaupt nicht vom Hupen des Gegenverkehrs beirren lässt, nachdem er die Mittellinie überfahren hat.

Genauso ergeht es Ihnen, wenn Sie unter Flugangst leiden. Sie versuchen nicht nur, die Maschine selbst zu fliegen, sondern übernehmen auch noch die Aufgaben des Fluglotsen und vor allem die des Bordingenieurs. Ich spreche in diesem Fall davon, »die Maschine selbst fliegen zu wollen«.

Ich habe bereits erwähnt, dass andere Bücher sich vor allem darauf konzentrieren, genaue Techniken zu beschreiben, wie man mit Panikattacken und anderen körperlichen Symptomen, die mit der Flugangst verbunden sind, umgehen kann. Sie wissen auch bereits, dass der Vorteil meiner Methode darin besteht, mit der Angst auch die unangenehmen körperlichen Symptome beseitigen zu können und somit keine Zeit vergeuden zu müssen, indem Sie erst mit diesen umzugehen lernen. Außerdem beschreiben andere Bücher sehr detailliert, was während eines Fluges geschieht, das beginnt mit dem Betreten des Flughafens, von dem Sie abfliegen, und endet mit dem Verlassen des Zielflughafens.

Ich gebe zu, dass eine kurze Erklärung bestimmter Phasen des Fluges nicht nur hilfreich, sondern unerlässlich ist, doch glaube ich auch, dass eine zu detaillierte Beschreibung bestimmter Aspekte kontraproduktiv wirkt und die Neigung, »die Maschine selbst fliegen zu wollen«, noch verstärkt.

Am besten lässt sich dieses Argument vielleicht veranschaulichen, wenn ich meinen ersten Horrorflug mit einer anderen Erfahrung vergleiche:

**meinem letzten Flug.**

# 22
# Mein letzter Flug

Für den Fall, dass Sie diese Überschrift für zweideutig halten und nun glauben, ich würde nie mehr fliegen wollen, möchte ich klarstellen, dass es sich hier um einen Vergleich zwischen meinem ersten Flug und meinem letzten Flug handelt, respektive den vielen Flügen, die ich erlebt habe, seit sich meine Befangenheit gegenüber dem Fliegen in eine wahre Freude am Fliegen gewandelt hat.

Ich sollte auch darauf hinweisen, dass ich mich in diesem Vergleich einer gewissen dichterischen Freiheit bediene. Das soll nicht heißen, dass ich den Schrecken des ersten oder die Freude beim letzten Flug absichtlich übertrieben schildere. Der springende Punkt ist, dass ich nicht mir den Unterschied zwischen meinem ersten und meinen letzten Flügen beschreiben möchte, sondern den grundlegenden Unterschied zwischen einem Flug, den man mit Flugangst und der Ambition, »die Maschine selbst zu fliegen«, absolviert, und einem Flug, den man ohne Flugangst erlebt und bei dem man sich zurücklehnen, entspannen, der Besatzung Vertrauen schenken und eine angenehme Zeit verbringen kann.

Bei meinem ersten Flug wurde weder die Maschine entführt, noch gab es eine Bombendrohung. Daher habe ich meine Fantasie spielen lassen, wie ein solcher Vorfall damals auf mich gewirkt hätte. Außerdem habe ich manche Erfahrungen einfließen lassen, die mir andere, unter Flugangst leidende Personen geschildert haben, die ich aber in dieser Weise selbst nicht erlebt habe. Wenn ich die Absicht hätte, die Wahrheit zu verzerren oder Sie zu täuschen, würde ich dies überhaupt nicht erwähnen. Ich will damit aber lediglich aufzeigen, wie sich ein und dasselbe Erlebnis von einem Albtraum zu einem Vergnügen wandeln kann, sobald man sich von seiner Angst befreit hat.

Zunächst müssen Sie sich klar machen, dass nicht Ihr erster oder nächster Flug im Mittelpunkt steht, wann auch immer dieser stattfinden wird, sondern das Erreichen Ihres Zieles. Stellen Sie sich die Freude eines Goldmedaillengewinners bei den Olympischen Spielen vor, wenn er auf dem Siegerpodest steht, die Hände nach oben streckt, ohne Scham die Tränen fließen lässt, voller Stolz mitverfolgt, wie zu den Klängen seiner Nationalhymne die Flagge seines Landes gehisst wird. Das ist vielleicht der schönste Augenblick seines Lebens, die Krönung jahrelanger harter Arbeit und intensiven Trainings.

Am wichtigsten aber war der Moment, in dem er sich entschied, auf diesen Traum hinzuarbeiten. Denn ohne diese Entscheidung hätte er sein Ziel niemals erreicht. Für Sie war der wichtigste Moment der, in dem Sie sich entschlossen haben, etwas gegen Ihre Flugangst zu unternehmen. Nun kann ein Olympionike sein Ziel nicht ohne jahrelange konsequente Vorbereitung, hartes Training und Disziplin erreichen. Aber so anstrengend es auch sein mag, spüren nicht auch Sie die Freude an der Herausforderung?

Sie haben das Glück, kein sich über viele Jahre erstreckendes, anstrengendes Training absolvieren zu müssen. Sie brauchen nichts weiter zu tun, als die Anweisungen zu befolgen, dann werden Sie nicht nur den Erfolg als solchen genießen, sondern auch den Weg dorthin. Und gegenüber dem potenziellen Goldmedaillen-Gewinner haben Sie noch einen weiteren großen Vorteil: Unter den vielleicht Tausenden Athleten, die mehr oder weniger gleich motiviert sind, einen bestimmten Wettbewerb zu gewinnen, kann nur einer die Goldmedaille bekommen. Im Gegensatz dazu gibt es keine Einschränkung, wie viele Personen das Fliegen im Bereich der *Auswahlkriterien* als Freude empfinden können, und jeder, der unter Flugangst leidet, kann dieses Ziel erreichen, vorausgesetzt:

**Er befolgt alle Anweisungen!**

Das war Ihre erste Anweisung. Ihre dritte lautete:

**Beginnen Sie mit einem Gefühl der Freude und Spannung!**

Die vierte lautete:

**Denken Sie positiv!**

Die fünfte hieß:

**Packen Sie es an!**

Als sechste galt:

**Genießen Sie es!**

Nun beschäftigen Sie vielleicht zwei Fragen:

1. *Warum behandle ich Sie wie einen Idioten, indem ich die Anweisungen wiederhole, die ohnehin schon sonnenklar sind?*
2. *Warum habe ich die zweite Anweisung nicht wiederholt?*

Erinnern Sie sich, wie die zweite Anweisung lautet? Wenn nicht, wissen Sie nun, warum ich Ihnen die fünf anderen in Erinnerung rufen musste. Aber auch, wenn ich Ihnen Unrecht tue und Sie sich sehr wohl daran erinnern oder sie auf einem Merkzettel notiert haben, entschuldige ich mich nicht dafür. Sie müssen sich ihrer permanent bewusst sein. Für den Fall, dass Sie nun neugierig sind, wie die zweite Anweisung lautet, müssen Sie nicht zurückblättern. Sämtliche Anweisungen sind im Anhang (siehe Seite 175) aufgeführt, außerdem finden Sie dort die entsprechenden Seitenzahlen.

Die Vorbereitung auf Ihren nächsten Flug beginnt nicht mit dem Aufbruch zum Flughafen. Sie hat bereits begonnen, und der entscheidende Zeitpunkt ist:

**Jetzt!**

Auf meinem ersten Flug war ich von negativen Gedanken besessen. Ich benutzte meine Fantasie, um mich selbst zu quälen, ich zerbrach mir den Kopf darüber, was alles schief gehen könnte, und am schlimmsten war die Frage: Würde ich überhaupt den Mut aufbringen, die Maschine zu betreten?

Ich versuchte, nicht mehr daran zu denken. Das war der größte Fehler. Es ist das Gleiche, als würde man am Abend vor einem großen Ereignis eine Stunde früher zu Bett gehen, um am nächsten Tag ausgeschlafen zu sein. Hier kommt wieder das Gesetz des Alltags zum Tragen: Sie liegen die ganze Nacht lang wach und werfen sich von einer Seite zur anderen. Je intensiver Sie daran denken, umso größer wird die Wahrscheinlichkeit, dass Sie nicht schlafen können. Also lautet Ihre siebte Anweisung:

**Verdrängen Sie Gedanken an den Flug nicht!**

Es würde Ihnen ohnehin nicht gelingen, und falls Sie es dennoch versuchen sollten, würde nur eine Phobie daraus entstehen. Es ist auch überhaupt nicht notwendig, Gedanken an den Flug zu verdrängen. Nichts Schlimmes wird passieren, im Gegenteil:

**Sie werden etwas Wunderbares erleben!!!**

Es mag unmöglich sein, nicht an etwas Bestimmtes zu denken, aber man kann es beeinflussen, ob man angenehme, positive Gedanken damit verbindet oder Angst einflößende, negative. Glauben Sie mir: Sie haben die Wahl. Sie werden es »anpacken«. Ob Ihnen der Gedanke lieb ist oder nicht, Sie werden diesen nächsten Flug mitmachen. Sie stehen vor der einfachen Entscheidung, die Zeit bis dahin zu einer Qual zu machen, dann wird auch der Flug mit großer Wahrscheinlichkeit zu einer Qual werden, oder die Zeit der Vorbereitung in angenehmer Vorfreude darauf zu verbringen, das gesteckte Ziel zu erreichen. Dann, das garantiere ich Ihnen, wird auch der Flug ein reines Vergnügen sein.

Welche Gedanken gingen mir vor meinem letzten Flug durch den Kopf? Ich denke überhaupt nicht mehr an den Flug selbst. Manche Menschen legen Tausende von Mark auf den Tisch, um einen Urlaub auf einem Ozeandampfer zu verbringen. Reisen kann in jeder Form aufregend und unterhaltsam sein, vorausgesetzt, Sie fürchten dabei nicht um Ihr Leben. Nur 44 Prozent der Personen, die meinen Fragebogen beantworteten, hatten auf Schiffen Angst. Doch selbst der größte und sicherste Luxusliner ist nicht so sicher wie ein Flugzeug, das die *Auswahlkriterien* erfüllt. Turbulenzen sind auf See weitaus heftiger als in der Luft. Ich habe bisher erst zwei Kreuzfahrten mitgemacht. Bei der einen waren die Hälfte der Passagiere drei Tage lang seekrank. Auch mir war komisch im Magen. Auf den Hunderten von Flügen, die ich inzwischen hinter mir habe, war mir jedoch nicht ein einziges Mal übel, und auch bei anderen Mitreisenden habe ich nie entsprechende Anzeichen wahrgenommen.

Während bei einer Kreuzfahrt der Aufenthalt auf dem Schiff gleichzeitig der Urlaub ist, entscheide ich mich für das Fliegen, weil es die billigste, schnellste und sicherste Art darstellt, größere Distanzen zu überwinden, das gilt für Geschäfts- und Urlaubsreisen gleichermaßen. Dass jeder Flug für mich eine besonders beglückende Erfahrung bedeutet, will ich jedoch nicht behaupten. Fliegen ist für mich in etwa das Gleiche, wie mich mit dem Auto oder dem Zug an meinen Urlaubsort zu bewegen.

Als ich zum ersten Mal flog, war sowohl die Zeit davor als auch der Flug selbst schrecklich, und die Angst vor dem Rückflug ruinierte mir den ganzen Urlaub. Zu der Zeit, als sich die Angst in Befangenheit gewandelt hatte, war ich erst glücklich, wenn die Maschine sicher auf dem Boden stand, dann erst begann für mich der Urlaub. Während der Urlaubswochen dachte ich ab und zu mit einigen Vorbehalten an den Rückflug, doch meine Ferien waren nicht davon dominiert oder sogar ruiniert.

Wenn ich heute in den Urlaub fliege, freue ich mich schon im Voraus darauf, und die Tatsache, dass ich fliege, macht mir überhaupt nichts mehr aus. Am Tag der Abreise bin ich in bester Stimmung, selbst wenn ich mitten in der Nacht aufstehen muss, um rechtzeitig am Flughafen zu sein. Dann beginnt für mich der Urlaub. Die Fahrt zum Flughafen und der Flug selbst tragen zu meiner Hochstimmung bei, weil ich keine Angst mehr habe. Traurige Stimmung befällt mich höchstens, weil der Urlaub dem Ende zugeht.

Besser als mein letzter Flug eignet sich für einen Vergleich jedoch mein erster Flug, den ich ohne Angst erlebte. Ich muss betonen, dass ich meine Flugangst bereits abgelegt hatte, bevor ich diesen Flug antrat. Auch hier stellt sich für Sie vielleicht wieder die Frage nach der Henne und dem Ei: Wie konnte ich wissen, dass ich zu diesem Zeitpunkt bereits von meiner Angst oder Befangenheit befreit war, wenn ich noch nicht den unmittelbaren Beweis hatte?

Aber ich könnte andererseits argumentieren: Wie konnte ich wissen, dass ich Flugangst haben würde, wenn ich nicht schon einmal geflogen war? Die Antwort ist immer die gleiche: Ich musste nicht schon einmal geflogen sein, um zu wissen, dass ich Flugangst hatte. Die Gesellschaft hatte mir durch ihre Gehirnwäsche einige falsche Vorstellungen vermittelt, die mich zu der Annahme veranlassten, Fliegen sei gefährlich. Meine Angst vor dem Fliegen war ganz natürlich. Sobald diese falschen Vorstellungen aus der Welt geschafft waren, war auch meine Flugangst beseitigt. Und als die Angst verschwunden war, ging es mir genau so, wie Adelle es in ihrem Vorwort beschreibt – ich konnte es nicht erwarten, den Beweis zu erbringen.

Der darauf folgende Flug war die zweitaufregendste Erfahrung in meinem Leben. (Die aufregendste war die Erkenntnis, dass ich mich tatsächlich aus der Nikotinfalle befreit hatte.) Die Freude kam nicht daher, dass der Flug Teil eines schönen Urlaubs war, sondern dass er den Beweis für etwas erbrachte, was ich bereits wusste:

**Meine Flugangst war für immer verschwunden!**

Von nun an sollten Sie nur noch denken:

*»Es wird einfach großartig sein, wenn ich den Mut zu fliegen aufbringe, sodass ich mit meiner Familie/mit Freunden einen schönen Urlaub genießen oder meinen Partner/meine Partnerin auf einer Geschäftsreise begleiten kann.« Aber:*
*»Der Urlaub oder die Geschäftsreise ist nicht wichtig. Wichtig ist, dass ich keine Angst mehr vor dem Fliegen habe. Ich werde aus diesem Gefängnis ausbrechen!«*

Wie der Goldmedaillengewinner bei der Olympiade werden auch Sie sich freuen, Ihr Ziel erreicht zu haben:

**Ohne Angst fliegen zu können!**

Bewahren Sie sich von jetzt an bis zu Ihrem Flug eine freudige und positive Einstellung. Machen Sie sich keine Sorgen, wenn Sie dauernd daran denken. Wichtig ist nur, was Sie denken. Sie wissen, Sie haben die Wahl, und Ihre achte Anweisung lautet:

**Alles liegt in Ihrer Hand!**

Fliegen ist unglaublich sicher, das ist eine Tatsache. Wenn Sie also an Ihren Flug denken, beachten Sie eines:

**Denken Sie positiv!**

Quälen Sie sich nicht mit irgendwelchen Fantasien, was alles schief gehen könnte. Rufen Sie sich lieber immer wieder in Erinnerung, wie unglaublich sicher Fliegen ist. Und freuen Sie sich ganz besonders darauf, wie glücklich Sie sein werden, wenn Sie Ihr Ziel erreicht haben. Sehen Sie sich in Gedanken schon völlig ruhig, entspannt und kontrolliert im Flugzeug sitzen. Malen Sie sich aus, wie Sie die anderen Passagiere beobachten und genau diejenigen herausfinden, die das gleiche Trauma durchleben, wie Sie es damals taten. Empfinden Sie Mitleid mit ihnen.

Ich hatte einmal die Ehre, meinen besten Freund und seine schüchterne junge Tochter zur Hochzeit chauffieren zu dürfen. Sie befand sich in einem Zustand, der nicht mehr weit von Panik entfernt war, sorgte sich um ihr Kleid, ihr Haar und all die anderen Dinge, über die Bräute sich Gedanken machen. Schließlich hielt ich am Straßenrand. Zunächst verschlimmerte das die Situation noch, weil wir ohnehin schon spät dran waren und sie dagegen protestierte.

Ich befahl ihr, den Mund zu halten. Das erforderte einigen Mut von mir, denn meine Rolle war in diesem Moment mehr die des Chauffeurs als die eines Freundes. Ich erklärte ihr, dass man der Braut eine Verspätung nicht nur nachsehen würde, sondern dass dies einfach dazugehöre. Jeder bessere

Küchenchef weiß, dass die Gäste umso hungriger werden, je länger er mit dem Servieren seiner Spezialität wartet, und diese dann auch umso mehr schätzen werden.

Ich schilderte ihr meine eigene Hochzeit, bei der ich so aufgeregt gewesen war, dass ich mich später kaum mehr an irgendwelche Einzelheiten des Tages erinnern konnte, der der Schönste meines Lebens sein sollte. Sie hatte Angst, jeder würde sie anstarren. Ich erklärte ihr, dass das bei einer Hochzeit normal sei und dass die Braut die Hauptperson sei. Der Bräutigam sei nichts weiter als unter Akne leidendes, bemitleidenswertes Beiwerk und rangiere mit viel Glück hinter den Brautjungfern und der Hochzeitstorte an vierter Stelle.

Ich machte ihr aber auch klar, dass dies den Bräutigam nicht im Geringsten störe. Er sei genauso nervös und freue sich, dass die Braut im Mittelpunkt des Interesses stehe. Für ihn zähle einzig und allein, dass er seinen Freunden beweisen könne, das Herz des schönsten Mädchens der Welt erobert zu haben.

In diesem Fall stimmte das auch. Ich führte selbst zwei Bräute zum Altar und habe zwei Töchter, und ich möchte auf keinen Fall, dass diese sich von mir verraten fühlen. Aber ist es nicht eine wunderbare Einrichtung der Natur, dass jede schwangere Frau eine unglaubliche Attraktivität und Gesundheit ausstrahlt und die Braut immer mit Abstand die schönste Frau auf der Hochzeit ist?

Cheryl Stokes war und ist ganz objektiv betrachtet eine außergewöhnlich hübsche Frau, was allen, die ihre Familie kennen, Rätsel aufgeben mag. Wäre Ronnie Stokes beim Casting für den *Glöckner von Notre Dame* zugegen gewesen, der Regisseur hätte nicht lange überlegen müssen.

Zum Glück ähnelt Cheryl ihrer Mutter Jean, und am Tag ihrer Hochzeit sah sie aus wie eine echte Prinzessin. Ich versicherte Cheryl, sie sähe aus wie Elizabeth Taylor zu ihrer besten Zeit und sie hätte nun die Wahl, ob sie durch ihr befangenes und schüchternes Auftreten sich selbst und allen anderen Hochzeitsgästen die Stimmung verderben und den Tag, der der Schönste ihres Lebens werden sollte, damit zu einem Albtraum machen wolle, oder ob sie wie eine Königin in die Kirche schreiten wolle, sodass alle Gäste und vor allem sie selbst sich immer wieder gerne daran erinnern würden.

Ich war so stolz auf Cheryl, weil sie an diesem Tag von einem Kind zu einer reifen Frau erblühte, und dies nicht nur bei der Hochzeitsfeier, sondern auch auf dem anschließenden Empfang zeigte. Ich würde gerne die Meriten dafür in Anspruch nehmen, doch wenn ich ehrlich bin, muss ich zugeben, dass ich auch auf anderen Hochzeiten erlebt habe, wie sich die verschämte und verschlossene Knospe in eine voll erblühte englische Rose wandelte, und zwar ohne einen Vortrag meinerseits.

Und genau wie die unzähligen Cheryls immer an ihrer Herausforderung gewachsen sind, werden auch Sie dies tun und Ihr Ziel erreichen. Vielleicht sitzen Sie bei Ihrem nächsten Flug wie ein König oder eine Königin auf Ihrem Platz und neben Ihnen sitzt Ihr Partner, ein Verwandter oder Freund, der weiß, was Sie erreicht haben, und sich mit Ihnen über Ihren Sieg freut. Aber auch, wenn Sie allein auf dem Siegerpodest stehen, werden Sie die Hochstimmung genießen, Ihr Ziel ohne fremde Hilfe erreicht zu haben, und der Triumph wird nicht geringer sein.

Machen Sie sich keine Sorgen, wenn Sie in der Zeit bis zu Ihrem Flug etwas nervös sind und Schmetterlinge im Bauch spüren. Das gehört zur Vorfreude. Denken Sie nur an eine Fußballmannschaft, die kurz vor dem Endspiel um die Meisterschaft das Spielfeld betritt. Den Spielern zittern die Knie, aber gleichzeitig sind sie auch voller Euphorie. Bei Ihnen wie bei den Fußballern hat das Zittern die gleiche Ursache: Es bietet sich eine große Gelegenheit, die man bestmöglich nutzen will. Doch Sie haben einen entscheidenden Vorteil –

beim Fussball kann nur eine Mannschaft gewinnen, für Sie aber gilt, sofern Sie alle Anweisungen befolgen:

**Keine Macht der Welt kann Sie von ihrem Sieg abhalten!**

Daher ist es wichtig, bis zum nächsten Flug positiv zu denken und eine freudige Einstellung zu bewahren. Fahren wir nun fort mit unserem Vergleich und beschäftigen wir uns mit

**dem Tag des Abflugs.**

# 23
# Der Tag des Abflugs

Egal ob Urlaubs- oder Geschäftsreise, eine gewisse Unruhe geht dem Tag des Abflugs in der Regel immer voraus. Selbst bei Menschen ohne Flugangst können allein die Vorbereitungen dieses angenehme Gefühl der Vorfreude sehr leicht in schlechte Laune oder Panik umschlagen lassen. Stellen Sie also an den vorangehenden Tagen eine Liste aller Gegenstände auf, die Sie mitnehmen wollen, sowie eine zweite Liste, die alle unentbehrlichen Dinge enthält:

- *Flugtickets und Unterlagen des Reiseveranstalters,*
- *Reisepass,*
- *Bargeld in der Landeswährung, Reiseschecks und Kreditkarte.*

Wenn Sie schon einmal geflogen sind, sind Ihnen die Abläufe, die ich im Folgenden beschreiben werde, bereits vertraut. Ich will hier keine Eulen nach Athen tragen, aber es kann für alle, die zum ersten Mal fliegen beunruhigend sein, wenn sie über die Vorgänge, die sie erwarten, nicht Bescheid wissen. Dabei kann ich nicht oft genug betonen, wie wichtig es ist, dass Sie, egal ob es sich um Ihren ersten oder Ihren 30. Flug handelt, ruhig und locker bleiben und allem aus dem Weg gehen, was Ihre Gelassenheit beeinträchtigen könnte.

Der Reiseveranstalter schickt Ihnen normalerweise einen

Umschlag zu, der die Flugtickets sowie detaillierte Informationen über Hin- und Rückflug enthält, beispielsweise den Namen des Flughafens und der Fluggesellschaft, die Flugnummer, Abflugzeiten und Check-in-Zeiten. Letztere variieren oft, liegen aber in der Regel zwischen einer und zwei Stunden vor Abflug. Gibt es auf dem Flughafen mehrere Terminals, ist in den Unterlagen auch angegeben, an welchem Sie einchecken müssen.

Es ist ratsam, die Tickets, Reiseinformationen und Ausweise in einer separaten Brieftasche aufzubewahren und diese immer griffbereit zu halten. Es wäre sehr umständlich, die Koffer noch einmal öffnen zu müssen, und sobald diese eingecheckt sind, haben Sie ohnehin keinen Zugriff mehr. Packen Sie also eine Tasche mit allem, was Sie bis zur Ankunft in Ihrem Hotel möglicherweise brauchen könnten. Dieses Handgepäck ist auch während der Reise zugänglich.

Ich mache Ihnen keine Vorschläge, was Ihr Handgepäck enthalten sollte, denn dieses Thema hat zwischen Joyce und mir schon oft zu Verstimmungen geführt und oberstes Ziel dieses Kapitels ist es, Verstimmungen oder Beeinträchtigungen jeglicher Art zu vermeiden. Als praktisch und logisch denkender Mann neige ich dazu, mich auf die Notwendigkeiten, wie etwa einen Satz Spielkarten, zu beschränken, wohingegen Joyce mehr Wert auf ein Ersatzpaar Socken, Zahnbürste und Waschlappen legt. Da wir ein liberales Paar sind und gelernt haben, uns gegenseitig Freiräume zu gewähren, führen wir eine höfliche Diskussion und packen dann genau das ein, was Joyce von Anfang an vorgeschlagen hatte. Vergessen Sie nicht zu berücksichtigen, ob Sie von winterlichen in sommerliche Temperaturen reisen oder umgekehrt.

Ich empfehle unbedingt, die Anfahrt zum Flughafen so zu planen, dass Sie mindestens eine Stunde vor der angegebenen Check-in-Zeit dort ankommen. Wenn Sie denken, »es wäre das Letzte, wenn ich auch noch eine Stunde mehr als notwendig an diesem verdammten Ort verbringen müsste«, ist etwas schief gelaufen. Wenn Sie dieses Buch zu Ende gelesen und die mentale Vorbereitung abgeschlossen haben, werden Sie ihn nicht mehr als verdammten Ort betrachten. Machen Sie sich bewusst, dass dies Ihr großer Tag wird und Sie am Ende ganz oben auf dem Siegerpodest stehen werden. Vielleicht haben Sie Schmetterlinge im Bauch, aber Sie werden Ihren Triumph genießen. Freuen Sie sich schon jetzt darauf!

Wenn Sie eine Stunde zusätzlich einplanen, umgehen Sie die Panik, die durch einen Stau oder einen anderen unvorhergesehenen Zwischenfall eintreten könnte. Es ist immer von Vorteil, früh genug am Flughafen zu sein. Sie haben ausreichend Zeit, den Wagen abzustellen, einen Gepäckwagen zu besorgen und die Anzeigetafel zu studieren, auf der Ihr Check-in-Schalter angegeben ist. Außerdem vermeiden Sie lange Warteschlangen am Schalter und haben freie Auswahl, wo Sie sitzen möchten.

Welche Plätze sind am sichersten? Es tut mir Leid, aber ich wollte Sie nur auf die Probe stellen. Sie brauchen nicht mehr Gedanken daran zu verschwenden, welche Plätze am sichersten sind, wie Sie darauf verschwenden, wo in Ihrem Garten Sie am sichersten sind, wenn ein Flugzeug hineinstürzt. Machen Sie sich klar, dass alle Sitze sicher sind und Sie auch sicher ankommen werden. Quälen Sie sich nicht mit negativen und unsinnigen Gedanken.

Meiner Meinung nach gibt es für Ihren nächsten Flug nur eine wichtige Überlegung: Wenn Sie sich Sorgen machen, Sie könnten Höhenangst empfinden oder sich eingeengt fühlen, nehmen Sie am besten einen Platz am Gang, vorzugsweise im Bereich der Tragflächen. Dann können Sie den Boden nur sehen, wenn Sie sich bewusst darum bemühen. Diese Plätze haben aber den Nachteil, dass Ihnen die manchmal spektakulären Aussichten entgehen, die ein Fensterplatz bietet.

Am Check-in-Schalter werden Sie aufgefordert, Ihr Ticket und Ihren Ausweis vorzulegen. Dann erhalten Sie einen Boarding-Pass, auf dem Ihre Platznummer vermerkt ist. Bewahren Sie den Boarding-Pass in derselben Brieftasche wie das Ticket und den Ausweis auf. Ihre Koffer bleiben am Check-in-Schalter. Die Mitarbeiter der Fluggesellschaft werden Ihnen mitteilen, an welchem Gate Ihre Maschine steht und zu welcher Zeit das Boarding voraussichtlich stattfinden wird, in der Regel ist das 30 bis 45 Minuten vor der Abflugzeit.

Im Check-in-Bereich gibt es Restaurants, Bars, Läden und Toiletten. Ich empfehle Ihnen, sich direkt in den Wartebereich vor Ihrem Gate zu begeben, egal wie viel Zeit Ihnen noch zur Verfügung steht. Bevor Sie in die Maschine einsteigen, werden Sie und auch Ihr Handgepäck überprüft. Die so genannten Sicherheitsschleusen sind absolut harmlos, es sei denn, Sie tragen ein Gewehr oder eine Bombe bei sich, was ich Ihnen nicht raten würde. Dort müssen Sie noch einmal Ihren Ausweis und den Boarding-Pass vorzeigen.

Im Wartebereich am Gate gibt es ebenfalls bequeme Sitzgelegenheiten, Bars, Restaurants, Toiletten und Läden, darunter auch Duty-Free-Shops, in denen Sie Parfums, Zigaretten, alkoholische Getränke und Ähnliches zollfrei kaufen können. Außerdem finden Sie dort Anzeigetafeln vor, die Sie mit den aktuellsten Informationen über Ihren Flug versorgen und auch auf eventuelle Verspätungen hinweisen.

Bei meinem ersten Flug störte mich nach einem Aufschub des Starts nicht so sehr die längere Wartezeit, sondern der Grund dafür. Jeder, der regelmäßig fliegt, wird Ihnen bestätigen, dass die Fluglinien bekannt dafür sind, Ihre Kunden über Gründe einer Startverschiebung und die voraussichtliche Dauer möglichst im Unklaren zu lassen. Und die wenigen Informationen, die man erhält, wirken alles andere als beruhigend:

*»Aufgrund eines technischen Defekts verzögert sich der Start.«*

O mein Gott! Ich werde in so einem Relikt aus dem Zweiten Weltkrieg festsitzen, das schon vor 40 Jahren hätte verschrottet werden sollen. Oder:

*»Der Start verzögert sich auf Grund der momentanen Situation am Zielflughafen.«*

Bloß nicht! Das muss Nebel oder Eis bedeuten. Wegen unserer Panik sind wir nicht in der Lage zu bedenken, dass wir nach Malaga fliegen und Mitte Juli haben, es sich also auf keinen Fall um Nebel oder Eis handeln kann.

Halten Sie sich immer vor Augen, dass Verzögerungen, egal aus welchen Gründen sie eintreten, kein Anlass zur Sorge sind. Mit größter Wahrscheinlichkeit handelt es sich um eine Sicherheitsmaßnahme. Oft ist mit der »momentanen Situation am Zielflughafen« eine Überlastung des Luftraumes gemeint, weil zu viele Flugzeuge gleichzeitig landen wollen. Früher ließ man die Flugzeuge in der Luft warten, das heißt, sie mussten solange über dem Flughafen kreisen, bis sie zur Landung an der Reihe waren. Aber aus Sicherheitsgründen ist man inzwischen davon abgekommen. Da solche Engpässe vorhersehbar sind, lässt man nun die Passagiere nicht mehr in 10 000 Meter Höhe kreisend warten, sondern in der Lounge des Flughafens, von dem sie wegfliegen. Welche Lösung würden Sie bevorzugen?

Gelegentlich erfordern es die Umstände, dass die Maschine vor dem Start eine Stunde oder länger auf der Startbahn stehen muss. Das mag ärgerlich und unangenehm sein, doch bevor Sie sich unnötig aufregen, sollten Sie sich fragen, was Ihnen wichtiger ist – rechtzeitig oder sicher anzukommen?

Zu der Zeit, als Fliegen für mich ein Horror war, störte es

mich nicht, wenn ich länger als vorgesehen auf den Start warten musste, aber es bestärkte mich in meiner Überzeugung, dass Fliegen gefährlich sei. Auf gewisse Weise habe ich Verzögerungen sogar genossen. Dadurch wurde der aktuelle Anlass meiner Angst etwas hinausgeschoben, und ich konnte noch hoffen, dass der Flug auf unbestimmte Zeit verlegt würde.

Als ich beim Fliegen unter Befangenheit litt, hatte eine Verzögerung exakt das Gegenteil zur Folge: Für mich bestätigte sich damit, dass Fliegen sicher sei, aber es störte mich, weil meine Befangenheit damit zeitlich in die Länge gezogen wurde. Wie stehe ich heute dazu? Ich betrachte es von der philosophischen Warte aus. Wenn man in den Urlaub fliegt, muss man den ersten Tag für die Anreise rechnen, das habe ich inzwischen akzeptiert. Selbst wenn ich mitten in der Nacht aufstehen muss, um rechtzeitig am Flughafen zu sein, und sehr müde bin, habe ich damit kein Problem. Im Gegenteil, ich bin bester Stimmung! Ich habe Ferien! Ich kann am Flughafen und während des Fluges ein Nickerchen halten, und am Morgen darauf kann ich ausschlafen, so lange ich will.

Macht es etwas, wenn Sie eine Stunde früher am Flughafen sind und sich der Abflug um zwei Stunden verzögert? Sie leben noch, und sicher ist es besser als zur Arbeit zu gehen. Je länger sich der Start verschiebt, umso mehr kann Joyce ihrer Lieblingsbeschäftigung frönen: mein schwer verdientes Geld ausgeben, oder, wie sie es gerne ausdrückt, »zum Shopping gehen«! Ich tue dann so, als würde mich das nerven. Dabei hat sie keine Ahnung, dass sie mir damit meinen liebsten Zeitvertreib ermöglicht, nämlich Lesen!

Ob im Wartebereich oder während des Fluges, ich kann mich in all die Bücher vertiefen, die ich mir als Lektüre vorgenommen habe, sobald sich die Zeit dazu ergibt. Flughäfen sind faszinierende und wunderbare Orte, sofern der Eindruck nicht durch eine irrationale Angst vor dem Fliegen gestört wird.

Mehrere Teilnehmer an meiner Fragebogenaktion gaben zu, dass sie versucht hätten, Ihre Flugangst mit Alkohol zu betäuben. Ich muss gestehen, dass ich dieselbe Taktik verfolgt hatte. Wenn sie funktionieren würde, gäbe es keine Flugangst und auch keine andere Art von Angst mehr. Anscheinend hatten wir alle die gleiche Erfahrung gemacht: Egal wie betrunken wir waren, wir fühlten uns stocknüchtern, sobald wir das Flugzeug betraten.

Andere so genannte Beruhigungsmittel, wie zum Beispiel Valium, können offensichtlich auch keine Abhilfe schaffen. Das ist nicht überraschend. Im Grunde wissen wir ja, dass wir ein Problem nur lösen können, wenn wir es an der Wurzel packen. Eines der Symptome, die mit Flugangst einhergehen, ist körperliche Anspannung. Alkohol oder Valium können die Angst nicht aufheben und nicht einmal die Symptome abstellen, sie helfen uns lediglich, die Symptome aus unserem Bewusstsein zu verdrängen. Wenn Sie die Angst beseitigt haben, haben Sie keine Verwendung mehr für Alkohol, Valium oder andere illusorische Stützen.

An manchen Flughäfen wird das Boarding nicht mehr über Lautsprecher angekündigt und man verzichtet auch auf die letzten Aufrufe. Überprüfen Sie also immer wieder auf der Anzeigetafel, ob das Boarding für Ihren Flug bereits begonnen hat, und machen Sie sich ruhig auf den Weg zu Ihrem Gate. Es gibt keinen Grund zur Eile, denn die Zeit dafür ist reichlich bemessen. Im Flugzeug sind zwar ausreichend Toiletten vorhanden, doch sind diese meist sehr eng und oft besetzt, sodass es ratsam ist, vor dem Boarding noch eine der Toiletten im Wartebereich aufzusuchen.

Am Gate gibt es einen kleineren Wartebereich, wo sich die Passagiere Ihres Fluges vor dem Boarding einfinden. Wenn Sie zum Boarding aufgefordert werden, gehen Sie durch das entsprechende Gate und legen Ihren Boarding-Pass vor. Normalerweise führt ein geschlossener Gang direkt vom Flughafengebäude in das Flugzeug.

Das Schlimmste am Fliegen ist, dass möglicherweise einige Eugines in der Maschine sitzen. Diese besetzen immer die ersten fünf Reihen, gehen als Erste in die Maschine und blockieren die Gänge, wenn sie ihr Handgepäck in die Fächer über den Sitzen legen, und verursachen dadurch einen Stau und ein allgemeines Durcheinander.

Besser organisierte Fluggesellschaften rufen als Erstes die hinteren Sitzreihen auf, dann die mittleren und als Letzte die vorderen. Noch besser wäre es, wenn man die Passagiere schon im Wartebereich in der richtigen Reihenfolge aufstellen würde. Manche Experten raten, die Maschine so spät wie möglich zu besteigen, um sich so kurz wie möglich darin aufhalten zu müssen. Doch eine solche Taktik trägt mehr dazu bei, die Panik zu verstärken als sie zu vermeiden. Das ist Ihr großer Tag, vielleicht haben Sie Schmetterlinge im Bauch, aber Sie werden heiterer Stimmung und ganz ruhig sein. Ich empfehle Ihnen sogar, den Mitarbeitern der Fluggesellschaft am Boarding-Gate zu erzählen, dass Sie beim Fliegen etwas nervös sind und gerne als Erster im Flugzeug wären. Die Mitarbeiter sind nervösen Passagieren gegenüber meist mitfühlend und werden Ihnen so weit wie möglich entgegenkommen. Sie werden außerdem feststellen, dass Sie den ganzen Flug über eine Vorzugsbehandlung genießen. Und das Beste dabei: Wenn das Begleitpersonal sieht, wie souverän Sie sich trotz Ihrer angekündigten Nervosität verhalten, wird es Ihnen entsprechenden Respekt entgegenbringen.

Es ist viel vorteilhafter, als Erster in dem geräumigen, leeren Flugzeug zu sein und genügend Zeit zu haben, um das Handgepäck zu verstauen, den Gurt anzulegen, sich zu akklimatisieren und dann zurückzulehnen, zu entspannen und in Ruhe zu beobachten, wie die Eugines das Chaos heraufbeschwören. Kommen Sie an Ihren Sitzplatz und der Passagier neben Ihnen möchte an Ihnen vorbei, gestatten Sie ihm das, ehe Sie Ihr Gepäck verstauen. Vergessen Sie dabei nicht, Ihr Buch und alles andere, was Sie während des Fluges vielleicht brauchen, herauszunehmen.

Betreten Sie das Flugzeug als Letzter, werden die anderen Passagiere Sie anstarren, niemand wird etwas sagen, aber aus den Mienen können Sie deutlich ablesen, dass die Maschine zehn Minuten früher starten könnte, wenn Sie nicht noch gekommen wären.

Angst vor dem Fliegen kann einer Schüchternheit sehr ähnlich sein. Wenn Sie als letzter Gast zu einer Party kommen, haben Sie das Gefühl, dass alle anderen sich kennen und sich bestens amüsieren. Kommen Sie jedoch als Erster, haben Sie alle nach Ihnen eintreffenden Gäste im Visier, Sie können beobachten, wie unwohl und verloren diese sich fühlen, haben dann aber auch die Möglichkeit, die Initiative zu ergreifen, sich vorzustellen und Ihre eigene Schüchternheit zu vergessen.

Genau so ist es bei einem Flug: Sie können sich ruhig zurücklehnen und sich entspannen, die anderen Passagiere der Reihe nach mustern und dabei feststellen, dass viele von ihnen das gleiche Trauma durchmachen wie sie früher.

Sind sämtliche Passagiere und die Besatzung sicher an Bord, werden die Türen geschlossen, und die Maschine rollt langsam auf die Startbahn. Währenddessen erläutern ein oder mehrere Besatzungsmitglieder die Sicherheitsvorkehrungen. Ich habe bereits geschildert, wie sich durch diese Prozedur bei meinem ersten Flug die Angst noch gesteigert hat, denn ganz offensichtlich rechnete man mit irgendeinem Unglück. Heute achte ich überhaupt nicht mehr darauf. Kommt das daher, dass ich inzwischen so oft geflogen bin und alles schon kenne? Nein, es liegt daran, dass die Wahrscheinlichkeit, diese Maßnahmen anwenden zu müssen, so gering ist, dass es mir nicht der Mühe wert erscheint, mich damit zu beschäftigen.

Aber warum macht sich die Fluggesellschaft dann überhaupt die Mühe, diese Vorkehrungen zu erläutern? Weil es in den Vorschriften steht und die Sorgfalt im Detail die Sicherheit der modernen Luftfahrt erst möglich macht. Habe ich kein schlechtes Gewissen zuzugeben, dass ich mich nicht um die Sicherheitsinstruktionen kümmere? Nein! Das ist mein gutes Recht, weil ich weiß, dass ich sie nicht brauchen werde. Suchen Sie, wenn Sie ins Kino, ins Theater, in ein Geschäft, ein Hotel oder ein öffentliches Gebäude gehen, als Erstes die Feuerlöscher oder die Notausgänge? Wenn nicht, handeln Sie weitaus verantwortungsloser als ich. Es tut mir nur Leid, dass wirklich keiner der Passagiere von der armen Person Notiz nimmt, die immer wieder die gleiche Vorstellung geben muss.

Nun kommen wir zum Kernpunkt des Problems. Warum ich früher solche Angst vor dem Fliegen hatte und es heute so schön finde, hat im Wesentlichen mit einem zu tun:

**dem Start.**

# 24
# Der Start

Wie die Dummköpfe, die einen Großteil ihres Lebens damit zubringen, einen Gegenstand rein durch mentale Anstrengung, also ohne direkte Berührung, hochzuheben, versuchte ich mit Körpereinsatz, die Maschine von der Startbahn zu heben. Ich versuchte nicht nur, den Platz des Piloten einzunehmen, sondern auch noch, die Triebwerke auf Touren zu bringen! Ich habe nie Fliegen gelernt und weiß nur sehr wenig über die technischen Vorgänge dabei. Warum versuchte ich dann aber, die Maschine zu fliegen?

Viele Experten halten es für notwendig, die Technik im Detail zu erklären, und manche Informationen sind auch tatsächlich unerlässlich. Bei meinem ersten Flug neigte sich zum Beispiel das Flugzeug sofort nach dem Start nach links. Von meinem Sitz am Gang aus konnte ich plötzlich den Boden sehen. Ich war überzeugt, dass das nicht normal war. Vielleicht hatten die Triebwerke ausgesetzt, vielleicht war ein technischer Defekt aufgetreten, der Pilot konnte jedenfalls nichts mehr unternehmen und wir würden in Kürze auf den Boden krachen. Möglicherweise versuchten wir auch verzweifelt, einem anderen Flugzeug auszuweichen.

Ich war nicht so naiv anzunehmen, dass die Piloten der modernen Luftfahrt gerne Kunstflugübungen vollführten. Aber niemand hatte mir erklärt, dass sich Flugzeuge genau wie Fahrräder oder Motorräder zur Seite neigen und dies völlig normal ist. Versuchen sie einmal, mit dem Fahrrad so um die Kurve zu fahren, dass es ganz aufrecht bleibt, und Sie werden wissen, was ich meine. Vielleicht hätte mir das einfach klar sein sollen, aber das war es nicht.

Und vielleicht hätte mir auch ebenso deutlich bewusst sein müssen, dass es schon ein großer Zufall gewesen wäre, wenn die Startbahn genau in die Richtung verlaufen wäre, die wir einschlagen mussten, es also völlig nahe liegend ist, nach dem Start zu drehen und auf den korrekten Kurs zu gehen.

Ich halte mich selbst für eine einigermaßen vernünftige Person. Doch Angst und Intelligenz fügen sich nicht gut zusammen. Sicher führte meine grundsätzliche Angst vor dem Fliegen dazu, dass ich das Offensichtliche nicht mehr erkannte. Wäre ich aber entsprechend vorbereitet gewesen, hätte die Schräglage bei der Kursänderung meine Angst nicht noch verstärkt.

Das Ächzen und Knarren der Hydraulik jagte mir aber den größten Schrecken ein. Ich kann mich erinnern, dass ich die Hydraulik schon gleich nach dem Start hörte und dachte: »Nun wird das Fahrwerk eingefahren, aber ist das nicht ein bisschen früh?« Natürlich gab mir die plötzliche Neigung des Flugzeugs Recht – das dachte ich zumindest. Erkennen Sie, worauf ich hinaus will? Ohne jegliche einschlägige Kenntnisse versuchte ich, das Flugzeug selbst zu fliegen. Ich glaubte, es besser zu können als der Pilot. Kein Wunder, dass ich solche Angst hatte.

Noch schlimmer war es bei der Landung. Nachdem ich trotz der Unzulänglichkeit des Piloten und des Fluglotsen das Flugzeug zwei Stunden erfolgreich in der Luft gehalten hatte, musste ich nun nur noch sicher landen. Ich erkannte sofort, dass die Fahrwerke noch nicht ausgefahren waren und dass sich der Pilot ziemlich lange Zeit damit ließ. Sicher unterhielt er sich so angeregt mit den schönen Stewardessen, dass er alles um sich herum vergessen hatte.

Aber dann haben wir doch Glück. Ich höre, wie ein Ächzen und Knarren das Ausfahren der Fahrwerke ankündigt. Mit einem erleichterten Seufzer lehne ich mich zurück, doch da ist die nächste kritische Situation im Anzug. Plötzlich setzt das Knarren erneut ein. Anscheinend hat der ungeschickte Dummkopf aus Versehen mit dem Ellbogen den Knopf für die Fahrwerke gestreift und sie werden wieder eingezogen. Oder klemmen sie und rasten nicht ordnungsgemäß ein? Ich muss an die hundert Filme gesehen haben, in denen die Fahrwerke nicht ausgeklappt werden konnten, oder, schlimmer noch, in denen nur ein Rad ausgefahren werden konnte. Auf den Gedanken, dass wir nicht in einer Spitfire saßen, wäre ich nie gekommen.

Bei diesem ersten Flug versetzten mich noch zwei weitere Umstände in Panik. Aus der Lautsprecheranlage ertönte ein Gong. Eine Stewardess eilte den Gang entlang. Offensichtlich war etwas nicht in Ordnung. Ihr angestrengter Blick besagte, dass der Pilot eben noch einmal um Kaffee gebeten hatte. Genau in diesem Moment hatte ein Eugine mit den Knöpfen an seinem Sitz gespielt und aus Versehen jenen gedrückt, mit dem man die Stewardess ruft. Das arme Mädchen hatte eigentlich schon längst genug von den Eugines, weil auf jedem Flug mindestens einer von ihnen anwesend ist. Ihr Instinkt sagt ihr, sich zuerst um den Kapitän zu kümmern, doch wenn es nach der Geschäftspolitik der Fluggesellschaft geht, kommt der Kunde an erster Stelle, daher ihr angestrengter Blick.

Ein weiterer Anlass zur Sorge war die dauernd wechselnde Tonlage der Triebwerke. Mit dem ersten lauten Schub hatte ich ja gerechnet, doch warum verstummten die Geräusche so kurz nach dem Start? Kein Wunder, dass ich annehmen musste, die Triebwerke seien ausgefallen oder ein anderes technisches Problem sei aufgetreten. Und warum klangen die Triebwerke nach Berührung des Bodens, als ich eigentlich erwartet hatte, sie würden abgestellt, plötzlich so viel lauter?

Das kommt vom Umkehrschub. Der Pilot setzt die Triebwerke zum Bremsen ein. Keine Sorge, das wäre nicht unbedingt notwendig, denn die Maschine ist mit einem wirkungsvollen und ausreichenden Bremssystem ausgerüstet. Der Umkehrschub hat lediglich die Funktion, den Bremsvorgang zu unterstützen und zu verkürzen.

Dass sich die Triebwerksgeräusche während des gesamten Fluges immer wieder ändern ist ganz normal. Und dass aus der Lautsprecheranlage während des ganzen Flugs immer wieder ein Gong ertönt, ist ebenso normal. Wenn Sie jeden neuen Tonfall in den Motorengeräuschen interpretieren, auf jeden Gong, auf jede Regung und jedes Ächzen der Hydraulik achten, versuchen Sie, die Maschine selbst zu fliegen! Doch weil Sie dafür nicht qualifziert sind und auch nicht sehen können, was tatsächlich vor sich geht, quälen Sie sich völlig unnötig selbst:

**Also lassen Sie es bleiben!!**

Das ist Ihre neunte und letzte Anweisung:

**Versuchen Sie nicht, die Maschine selbst zu fliegen!**

Glauben Sie, dass Menschen, die für eine Luxuskreuzfahrt auf einem Ozeandampfer ein Vermögen ausgeben, an Deck sitzen und das Schiff steuern wollen, sich den Kopf darüber zerbrechen, ob es vielleicht sinken könnte oder ob der Kapitän und seine Mannschaft ihre Aufgaben richtig erledigen? Natürlich tun sie das nicht. Sie wollen eine schöne Zeit verbringen, und genau das tun sie.

Sie befinden sich in genau der gleichen Lage. Am Steuer sitzt kein Eugine, und sämtliche Sorgen, dass Sie die Dinge nicht beeinflussen können, sind fehl am Platz. Sie haben sich einem der kompetentesten Experten der Welt anvertraut.

Und hätten Sie wirklich das Gefühl, besser dran zu sein, wenn Sie die Maschine selbst fliegen würden?

Akzeptieren Sie einfach, dass sich die Maschine während des Fluges immer wieder dreht oder neigt, dass die Triebwerke höher oder dumpfer klingen, dass Sie die Hydraulik ächzen und knarren hören, ein Gong ertönt und Sie aufgefordert werden, mitten im Flug den Gurt anzulegen. Das bedeutet keineswegs, dass Sie gleich eine Bruchlandung erleben werden, sondern dass der Pilot mit Turbulenzen rechnet. Bedenken Sie dabei, dass ernsthafte Turbulenzen sehr selten auftreten. Für den Fall, dass Sie in eine dieser raren Situationen geraten sollten, gilt:

**Es besteht keine Gefahr!**

Im Prinzip unterscheidet sich mein erster Flug von meinem letzten genau in diesem Punkt. Bei meinem ersten Flug hatte ich Angst, und anstatt auf die Sicherheit der zivilen Luftfahrt und auf die Besatzung zu vertrauen, hatte ich auf Grund meiner Angst bei beiden Bedenken und erlebte das, was eigentlich ein angenehme und genussvolle Erfahrung sein sollte, als Albtraum. Da ich jetzt aber weiß, dass Fliegen sicher ist und dass mein Leben in der Hand engagierter und unglaublich qualifizierter und kompetenter Menschen liegt, denke ich nicht einmal mehr beim Ächzen der Hydraulik darüber nach, ob die Fahrwerke nun ausfahren oder sich die Klappen bewegen. Dächte ich darüber nach, würde ich versuchen, die Maschine selbst zu fliegen. Und das wäre, wie von einem Eugine chauffiert zu werden. Also bin ich ganz glücklich, dass die Besatzung ihrer Aufgabe nachkommt – das Flugzeug zu fliegen – während ich meiner nachgehen kann:

**den Flug zu genießen!**

# 25
# Genießen Sie den Flug

Am Flughafen London Heathrow hörte ich nach der sicheren Landung folgende Ansage über Lautsprecher:

**Nun folgt der gefährlichste Teil Ihrer Reise!**

Damit war natürlich die Autofahrt von Heathrow in die Stadtmitte gemeint. Ich wusste, dass dies statistisch gesehen absolut korrekt war. Doch aus irgendeinem Grund nahm ich nie die eigentliche Bedeutung dieser Ansage zur Kenntnis. Meine Hände waren noch schweißnass von der Aufgabe, die Maschine sicher zu landen, und meine Erleichterung war so immens, dass ich es ausgesprochen eilig hatte, zu meinem Wagen zu gelangen und nach Hause zu fahren.

Heute ist mir klar, dass sich das Paradox durch die Wortwahl erklärt. Sie ist ähnlich wie bei der Frage: Was ist das Gefährlichste beim Fliegen, der Start oder die Landung? Diese Frage impliziert nämlich, es bestehe Gefahr. Hätte man die Ansage anders formuliert – etwa: Nun folgt der am wenigsten sichere Teil Ihrer Reise – hätte man die gewünschte Wirkung erzielt. Doch indem man den Passagieren vermittelte, Autofahren sei gefährlicher als Fliegen, bestärkte man nur meine Angst, Fliegen an sich sei gefährlich.

Inzwischen bin ich nicht nur davon überzeugt, dass Autofahren nicht so sicher ist wie Fliegen, sondern ich bin sehr konzentriert und besonders vorsichtig, wenn ich mich im

Auto auf den Heimweg mache, auch wenn ich dabei selbst am Steuer sitze. Ich sollte erwähnen, dass ich mich für einen sehr sicheren und, ohne angeben zu wollen, auch für einen guten Fahrer halte. Das heißt übrigens nicht, dass sich meine Angst vor dem Fliegen in eine Angst vor dem Autofahren gewandelt hat. Meiner Auffassung nach ist ein sehr guter Fahrer einer, der sehr sicher fährt. Ich versuche, die gleichen Grundsätze auf meine Fahrweise anzuwenden, wie sie die zivile Luftfahrt auf das Fliegen anwendet: **Sicherheit ist oberstes Gebot**. Aus diesem Grund habe ich keine Angst vor dem Fahren, doch die möglichen Gefahren sind mir deutlicher bewusst als früher.

Aus den Informationen, die mir der Fragebogen lieferte, aus stundenlangen Gesprächen mit Personen, die von Flugangst betroffen sind, und aus meinen eigenen Erfahrungen – insbesondere denen mit Eugine – wird eines ganz deutlich: Ob man eine Reise genießt oder als Albtraum empfindet, hängt einzig und allein davon ab, ob man sich sicher fühlt.

Nun bin ich mir durchaus dessen bewusst, dass eine Reise, auch wenn man sich sicher fühlt, noch aus anderen Gründen unangenehm sein kann. Beerdigungskonvois bewegen sich zum Beispiel mit einer Geschwindigkeit, die bei keinem noch so ängstlichen Fahrer Herzklopfen verursachen könnte. Haben Sie aber schon jemals ein Mitglied einer Trauergesellschaft sagen hören: »O ja, die Fahrt zum Friedhof war ganz wunderbar!« Wenn also der Grund für eine Fahrt unangenehm ist, wie etwa ein Besuch beim Zahnarzt oder ein geschäftlicher Termin, den man lieber nicht wahrnehmen würde, genießt man diese mit großer Wahrscheinlichkeit auch nicht, egal welches Verkehrsmittel man wählt. Die Rückfahrt kann dafür aber ausgesprochen angenehm sein. Man muss sich nur einmal vor die Tür einer Zahnarztpraxis stellen, um die unglaubliche Veränderung beobachten zu können, die sich in den Gesichtern der Patienten vor und nach der Behandlung zeigt.

Ein weiterer Faktor, der eine im Prinzip schöne Fahrt oder Reise verderben kann, ist ein Mangel an Bequemlichkeit. Ich habe einen Horror vor Vergnügungsfahrten auf dem Jahrmarkt. Wenn ich mir einmal die Mühe machen würde, entsprechende Statistiken aufzutreiben, fände ich garantiert heraus, dass sie sicherer sind als eine Autofahrt. Aber es interessiert mich gar nicht, denn selbst wenn sie so sicher wären wie Aufzüge oder Flugreisen, finde ich es alles andere als angenehm, wenn sich der Inhalt meines Magens in die eine und der Rest meines Körpers in die andere Richtung bewegt.

Mit diesen Beispielen will ich darauf hinaus, dass es eine Reihe von Faktoren gibt, die wenig mit der Sicherheit zu tun haben und dennoch eine Reise oder Fahrt verderben können. Egal wie schön eine Fahrt auch sein mag, Sie werden Sie kaum genießen, wenn das Ziel Ihr Zahnarzt ist. Der Umkehrschluss trifft jedoch nicht zu: Ist der Anlass für eine Reise angenehmer Art, müssen Sie diese nicht unbedingt als schön empfinden. Schließlich lesen Sie dieses Buch, weil eine schöne Reise, die aus einem schönen Anlass erfolgt, durch Angst vor dem Fliegen völlig ruiniert werden kann.

Ich möchte unter Vernachlässigung dieser anderen Faktoren eine Autofahrt mit einem Flug vergleichen. Anlass der Reise sind zwei Wochen Urlaub an der Costa del Sol. Sie haben ein modernes, bequemes Auto, das gerade von der Werkstatt überprüft wurde, und es sitzt kein Eugine am Steuer, sondern Sie selbst. Könnten die Voraussetzungen besser sein?

Im Fragebogen werden zwei wichtige Arten von Angst genannt, und ich hatte Probleme festzulegen, welche von beiden schwer wiegender war. Schließlich kam ich zu dem Schluss, dass die Angst vor dem Fliegen aus dem Zusammenwirken dieser beiden Ängste resultiert. Mit der ersten haben wir uns schon ausführlich beschäftigt: die Angst vor einem technischen Defekt. Die zweite Art von Angst lautet:

**Ich kann die Situation nicht kontrollieren!**

Wieso glauben Sie, Sie könnten die Situation kontrollieren, wenn Sie in Ihrem Auto sitzen? Auch wenn Sie kein Eugine sind, sind Sie von Eugines förmlich umzingelt. Jeder hängt dem anderen bis auf wenige Zentimeter an der Stoßstange und nimmt ihm die Vorfahrt, Sie eingeschlossen. Wie wollen Sie diese Situation kontrollieren? Selbst auf einer Autobahn oder einer zweispurigen Schnellstraße haben Sie keine Möglichkeit, die Eugines auf der Gegenfahrbahn davon abzuhalten, eine Massenkarambolage zu verursachen, auf Ihre Seite zu schleudern und dort eine weitere Karambolage zu verursachen.

*»Aber man ist in 10 000 Meter Höhe, und ich fühle mich auf festem Boden einfach sicherer!«*

Was ist auf festem Boden so sicher? Wenn Sie das nächste Mal auf der Autobahn dahinrasen und versuchen, den Eugines aus dem Weg zu gehen, steht Ihnen die mangelnde Sicherheit des Autofahrens deutlich vor Augen. In 10 000 Meter Höhe dagegen gibt es keine Hindernisse, keine Massen von Autos oder anderen Fahrzeuge, mit denen man auf der Straße kollidieren kann, und man kann nicht einnicken und von der Fahrbahn abkommen.

*»Das mag schon stimmen. Aber immerhin sitze ich selbst am Steuer und habe die Situation im Griff!«*

Das denken Sie. Ich möchte Ihnen nicht zu nahe treten, aber mein Chauffeur ist weitaus besser ausgebildet und kompetenter als Sie und ich zusammen, und Sie haben schon wieder diese Eugines vergessen. Die deutschen Eugines rasen sogar mit 240 Stundenkilometern.

*»Aber was passiert, wenn in 10 000 Meter Höhe die Triebwerke ausfallen oder der Pilot einen Herzinfarkt erleidet?«*

Kein Problem, dann habe ich immer noch ein Ersatztriebwerk und zwei weitere Piloten, die sofort übernehmen können und genau so gut ausgebildet sind wie der Kapitän. Aber was ist mit Ihren Insassen, wenn Sie einen Herzinfarkt bekommen?

*»Aber Sie bewegen sich mit 800 Stundenkilometern und ich nur mit 110. Die 800 Stundenkilometer müssen doch auch größere Gefahr mit sich bringen?«*

Ja, wenn ich mich, wie Sie, auf dem Boden bewegen würde und von Eugines und anderen festen Hindernissen umgeben wäre, die mich im Fall eines Zusammenstoßes töten würden. Doch in 10 000 Meter Höhe gibt es keine solchen Hindernisse. Sie wissen doch, die Erde bewegt sich mit ungefähr 110 000 Stundenkilometern vorwärts und dabei hat es in drei Milliarden Jahren nicht einen einzigen Unfall gegeben. Aus vielen Gründen sind Sie in 10 000 Meter Höhe weitaus sicherer als auf dem Boden. Was sollte Ihnen in 10 000 Meter Höhe schon passieren?

*»Da gebe ich Ihnen Recht. Aber um in 10 000 Meter Höhe zu gelangen, muss die Maschine erst einmal starten, und dann muss sie auch irgendwann wieder landen!«*

Nun erkennen Sie allmählich, worauf ich hinaus will. In 10 000 Meter Höhe ist das Flugzeug absolut sicher. Es bewegt sich mit einer Geschwindigkeit, die auf dem Boden sehr gefährlich wäre. Nur beim Start und bei der Landung besteht ein gewisses Risiko. Doch selbst dieses Risiko ist so gering, dass es überhaupt nicht der Rede wert ist. Das Flugzeug bewegt sich dabei viel langsamer als der durchschnittliche Formel-1-Wagen auf einer Rennstrecke. Und diese Geschwindigkeit hat das Flugzeug nur wenige Sekunden vor dem Start und wenige Sekunden nach Aufsetzen auf dem Boden bei der Landung. Die Start- und Landebahn ist vier Mal breiter als eine normale Rennstrecke. Sie ist schnurgerade, und es befinden sich keine anderen Fahrzeuge darauf.

Sie sollten auch nicht vergessen, dass diese Bedingungen nicht einmal zwei Minuten lang existieren. Der gesamte Flug nach Spanien dauert nur ungefähr drei Stunden. Mit dem Auto fährt man gute zwei Tage! Wollen Sie allen Ernstes vier Urlaubstage vergeuden und sich über die Eugines dieser Welt ärgern, wenn Sie die gesamte Reise viel angenehmer verbringen können? Nun sind wir fast am Ziel. Was noch fehlt, ist

**die Schlussfolgerung!**

## 26
## Die Schlussfolgerung

Angst ist ein Freund. Jede Form von Angst ist rational. Die Angst des Gorillas war völlig rational, solange er sein Spiegelbild für einen Rivalen hielt. Seine Angst beruhte auf einer Täuschung. Hatte er erst erkannt, dass es keinen Grund gab, Angst zu haben, war diese auch verschwunden. Hätte er aber weiterhin Angst gehabt, wäre diese irrational gewesen.

**Doch er hatte keine Angst mehr!!!**

Angst vor dem Fliegen ist völlig rational. Und Sie beruht ebenfalls auf falschen Annahmen. Wenn wir diese falschen Annahmen richtig stellen, werden wir damit auch die Angst vor dem Fliegen ablegen. Leider ist Flugangst komplexer als die Angst des Gorillas. Bei ihm war es nur eine Täuschung, die er erkennen musste, wohingegen bei Flugangst weitaus größere Verwirrung herrscht. Bei Flugangst handelt es sich um ein Zusammenspiel mehrerer Ängste, von denen jede einzelne auf noch mehr falschen Annahmen basiert.

Rufen wir uns diese noch einmal in Erinnerung: Fliegen als unnatürlicher Vorgang, Höhe, Klaustrophobie, Atemnot, Eingeschlossensein, schlechtes Wetter, zu wenig Treibstoff, Abstürze und Zusammenstöße, technische Defekte, keine Kontrolle über die Situation, Sabotage, menschliches Versagen, Flugsicherung, Feuer, Sturz vom Himmel.

Erstaunlicherweise hatte nicht einer der Teilnehmer an

meiner Fragebogenaktion Angst vor Zugreisen. Sind Zugreisen etwas Natürliches? Sie sind auch nicht natürlicher als Fliegen. Vielleicht gilt die Passagierbeförderung mit dem Zug als natürlicher als das Fliegen, weil sie schon zur Zeit unserer Geburt als sichere und etablierte Art der Fortbewegung galt, während die Älteren unter uns die Entwicklung hin zu einer sicheren Luftfahrt mitverfolgen konnten.

Züge geben auch nicht mehr Anlass für Platzangst als Flugzeuge, und in beiden ersticken Sie nicht. Die Gefahr, dass ein Feuer ausbrechen könnte, ist bei beiden gleich groß. Da Züge auf gleicher Höhe und auf den gleichen Schienen fahren, besteht ein größeres Risiko von Zusammenstößen. Und Sie können einen Zug genauso wenig nach Belieben verlassen wie ein Flugzug. Auch bei Zügen ist menschliches Versagen möglich – der Weichenwärter kann ebenso gut einen Fehler machen wie der Zugführer – und wie jeder regelmäßige Zugfahrer berichten kann, können sie ebenfalls von schlechtem Wetter oder technischen Problemen beeinträchtigt werden. Da eine kaputte Stelle oder ein Gegenstand auf den Tausenden Schienenkilometern zum Entgleisen führen kann, ist bei Zügen die Gefahr von Sabotage weitaus größer als bei einem Passagierflugzeug.

Zu den Punkten, über die von Flugangst Betroffene besonders häufig klagen, gehört auch, dass man die Situation nicht kontrollieren kann. Wie unterscheidet sich im Hinblick darauf der Zug vom Flugzeug? Im Zug haben Sie nicht das Bedürfnis, die Situation kontrollieren zu müssen, weil Sie sich sicher fühlen. Sobald Sie sich in einem Flugzeug ebenso sicher fühlen, werden Sie auch dort nicht mehr das Bedürfnis haben, die Situation kontrollieren zu müssen.

Wir versuchen, die Verwirrung zu beseitigen, und diese anderen Faktoren bringen uns nur auf eine falsche Fährte. Wenn diese tatsächlich die Ursache für Ihre Flugangst wären, müssten Sie auch Angst vor Zugreisen haben.

Was bleibt, wenn die falschen Fährten aufgedeckt sind? Welche Ängste haben bei Flugreisen eine Berechtigung, bei Zugreisen aber nicht? Im Zug entsteht keine Höhenangst, denn wenn der Treibstoff nicht ausreicht oder ein technischer Defekt auftritt, stürzt man nicht auf den Boden. Wie ich bereits erklärt habe, ist es unmöglich, dass bei einem Flug, der die *Auswahlkriterien* erfüllt, der Treibstoff nicht ausreicht. Und die Wahrscheinlichkeit, dass zwei Triebwerke gleichzeitig ausfallen, liegt bei eins zu einer Milliarde. Wenn dieser Fall aber dennoch eintreten sollte, fliegt die Maschine immer noch weiter und fällt nicht wie ein Stein vom Himmel.

Es gibt noch einen weiteren Punkt, der Ihnen Sorgen bereiten könnte. Raucher, die unsere Kurse besuchen, können sich kaum vorstellen, dass sie uns bereits einige Stunden später als glückliche Nichtraucher verlassen und dies bis ans Ende ihres Lebens auch bleiben werden. Viele glauben, sie müssten eine schlimme Übergangsphase durchmachen, in der sie noch immer ein Verlangen nach Zigaretten verspüren.

In ähnlicher Weise glauben viele Alkoholiker, sie müssten, sobald sie abstinent sind, eine ähnliche Entzugsperiode durchleben und würden niemals richtig geheilt sein. Das veranschaulicht die unglaubliche Wirkung der Gehirnwäsche, der uns die westliche Gesellschaft von Geburt an unterzieht. Sie erkennen so deutlich, dass der Alkohol die Ursache ihres Problems ist, scheinen aber überhaupt nicht wahrzunehmen, dass es ihnen im Leben an nichts fehlte, ehe sie zur Flasche griffen, und ihr Probem gelöst ist, sobald sie wieder damit aufhören. Aus irgendeinem Grund haben sie das Gefühl, sie müssten den Rest ihres Lebens trauern, dass sie sich nicht mehr dem Elend aussetzen dürfen, das es bedeutet, Alkoholiker zu sein. Oder, was noch absurder ist, sie trinken zwei Flaschen Whisky täglich, halten sich aber nicht für einen Alkoholiker. Doch wenn sie dem Alkohol abgeschworen haben, kann es sein, dass 20 Jahre kein Tropfen Alkohol über ihre Lippen gegangen ist, sie sich aber immer noch als Alkoholiker bezeichnen!

Genauso verhält es sich mit meiner Methode zum Abnehmen, die in dem Buch *Endlich Wunschgewicht!* beschrieben ist: Sie brauchen nicht zu warten, bis Sie das von Ihnen gewünschte Gewicht erreicht haben. Wie bei jedem anderen Problem im Leben, existiert es nicht mehr, sobald Sie die Lösung dafür kennen. Nur wenn Sie an der Lösung zweifeln, brauchen Sie einen Beweis, dass sie funktioniert. Sie denken nun vielleicht:

> *»Ich will überhaupt nicht widersprechen, doch ich habe immer noch Angst vor dem Fliegen. Muss ich nun bis zum nächsten Flug warten, um zu wissen, ob es bei mir funktioniert?«*

Nein, diese Maschine wird wie immer sicher starten und sicher landen. Ich bin schon in vielen Flugzeugen gesessen, die sicher gestartet und gelandet sind, aber das half mir nicht, meine Flugangst zu überwinden. Um unter Flugangst zu leiden, musste ich auch nicht vorher fliegen, ich verspürte sie schon vor meinem ersten Flug. Bei allen folgenden Flügen waren Start und Landung immer sicher, das trug aber nicht im Geringsten dazu bei, meine Annahme, Fliegen sei unnatürlich und gefährlich, zu erschüttern.

Angst vor dem Fliegen ist ein rein mentales Problem, das auf falschen Annahmen beruht. Diese Irrtümer werden nicht beseitigt, indem Sie Tausende Male Ihr Leben aufs Spiel setzen und das Glück haben zu überleben. Um Ihre Flugangst abzulegen, müssen Sie keinen sicheren Flug erleben. Adelle hat ihre Flugangst während unseres Gesprächs abgelegt, ich meine während der Recherchen zu diesem Buch. Auch für Sie ist es wichtig, sich von dieser Angst zu befreien, ehe Sie dieses Buch zu Ende gelesen haben.

Angst vor dem Fliegen ist rational, solange Sie von falschen Annahmen ausgehen. An dieser Stelle sollten diese aber beseitigt sein. Falls Sie immer noch unter Flugangst leiden, haben Sie vielleicht etwas nicht richtig verstanden. In diesem Fall sollten Sie für sich herausfinden, welche falsche Annahme Sie nicht beseitigt haben. Gehen Sie die Anweisung im Anhang durch (siehe Seite 175), und überprüfen Sie, ob Sie jede einzelne gewissenhaft befolgt haben. Wenn das Problem damit immer noch nicht gelöst ist, lesen Sie das Buch noch einmal. Wenn auch das nicht hilft, wenden Sie sich bitte schriftlich an mich.

Die wunderbare Wahrheit lautet, dass Fliegen unglaublich sicher ist, auch wenn wir Angst davor haben. Wenn Sie offen und unvoreingenommen waren und alle Anweisungen befolgt haben, sollten Sie nun die gleiche Aufregung verspüren, wie Adelle und ich sie erlebten, und es nicht erwarten können, bis Sie endlich fliegen dürfen. Sie haben die Wahl. Die Welt ist eine Auster in Ihrer Hand:

**Öffnen Sie diese Auster voller Genuss,**
**Sie werden eine wunderschöne Perle darin finden!**

# ANHANG

## FRAGEBOGEN

Im Rahmen meiner Untersuchungen verwendete ich folgenden Fragebogen. Auf der rechten Seite wurden die statistischen Ergebnisse hinzugefügt.

Bei einem Thema wie Flugangst kann es schwierig sein, Objektivität zu bewahren. Ich möchte Sie bitten, die nachstehenden Fragen so ehrlich wie möglich zu beantworten. Vielleicht fällt Ihnen das leichter, wenn Sie wissen, dass nur Allen Carr die Antworten zu Gesicht bekommt, der früher ebenfalls davon betroffen war und diese streng vertraulich behandeln wird. Vielen Dank.

| | | |
|---|---|---|
| Name: | Vorname: | |
| Adresse: | Telefon: | Alter: |

| ***Wie fühlen Sie sich in Bezug auf Ihre Flugangst?*** | ***Ja*** | ***Nein*** |
|---|---|---|
| *Sie ist mir peinlich.* | 11 % | 89 % |
| *Ich komme mir feige vor.* | 22 % | 78 % |
| *Ich halte mich für unvernünftig.* | 56 % | 44 % |
| *Ich fühle mich dumm.* | 33 % | 67 % |
| *Ich habe das Gefühl, Menschen ohne Flugangst unterlegen zu sein.* | 44 % | 56 % |

| ***Worunter leiden Sie neben Ihrer Flugangst noch?*** | ***Ja*** | ***Nein*** |
|---|---|---|
| *Panikattacken* | 11 % | 89% |
| *Platzangst* | 22 % | 78 % |
| *Höhenangst* | 67 % | 33 % |
| *Angst beim Autofahren* | 11 % | 89 % |
| *Angst, bei bestimmten Leuten mitzufahren* | 89 % | 11 % |
| *Immer Angst, bei anderen mitzufahren* | 22 % | 78 % |
| *Angst in anderen Fortbewegungsmitteln, z.B.* | | |
| *– Zügen* | 0 % | 100 % |
| *– Schiffen* | 44 % | 56 % |
| *– Aufzügen* | 33 % | 67 % |
| *– Rolltreppen* | 11 % | 89 % |
| *– Achterbahnen* | 78 % | 22 % |
| ***Halten Sie Ihre Flugangst für eine Phobie?*** | 67 % | 33 % |
| ***Belügen Sie Ihre Freunde und/oder Familienmitglieder, um Ihre Flugangst zu verbergen?*** | 22 % | 78 % |
| ***Glauben Sie, Sie hätten keine Flugangst mehr, wenn Sie im Voraus wüssten, dass das Flugzeug sicher landen wird?*** | 78 % | 22 % |

***Bitte führen Sie andere Phobien auf, die bisher noch nicht erwähnt wurden.***

***Warum haben Sie Flugangst?***

Bitte fügen Sie alle weiteren Fragen an, die Ihrer Meinung nach noch wichtig wären, und schildern Sie kurz, wie sich Ihre Flugangst entwickelte, wann sie einsetzte, wodurch sie Ihrer Meinung nach ausgelöst wurde. Ließen Sie sich dadurch vom Fliegen abhalten? Wenn nicht, nahm die Angst zu oder ab? Haben Sie fremde Hilfe in Anspruch genommen?

## DIE ANWEISUNGEN

# REGISTER

## Allen Carr-Nichtraucherseminare

Die Nichtraucherseminare nach der Methode von Allen Carr stellen eine ideale Ergänzung dar, wenn Sie das Gefühl haben, zwar alles zu verstehen, aber die Umsetzung Schwierigkeiten bereitet. Sie können ein Seminar auch begleitend besuchen, wenn Sie Ihre Erfolge festigen wollen. Oder alternativ, wenn Sie eine persönliche Betreuung wünschen. Allen Carr`s Easyway Nichtraucherseminare dauern nur einmalig sechs Stunden. Sie werden seit 1993 mit sehr großem Erfolg im deutschsprachigen Raum durchgeführt. Seit dem Jahr 2003 werden die Allen Carr-Seminare vom Bundesverband der Betriebskrankenkassen als Präventionsmaßnahme nach § 20 Abs. 1 SGBV anerkannt. Versicherte können auf Nachfrage einen Zuschuss zum Seminar von ihrer Kasse erhalten.

## Kontaktieren Sie uns

Unverbindliche und kostenlose Informationen über die Seminare, Standorte und Termine erfahren Sie unter den kostenfreien Hotline-Nummern:

**Deutschland:**
**08000-7282436**
RAUCHEN

**Österreich / Schweiz:**
**0800-7282436**
RAUCHEN

**Allen Carr`s Easyway Deutschland**
**Ansprechpartner: Erich Kellermann**
**kostenfreie Hotline: 0 8 0 0 0 – 7 2 8 2 4 3 6**
**E-Mail: info@allen-carr.de . www.allen-carr.de**

**Allen Carr´s Easyway Österreich**
**Ansprechpartner: Erich Kellermann**
**kostenfreie Hotline: 0 8 0 0 – 7 2 8 2 4 3 6**
**E-Mail: info@allen-carr.at . www.allen-carr.at**

**Allen Carr`s Easyway Schweiz**
**Ansprechpartner: Cyrill Argast**
**kostenfreie Hotline: 0 8 0 0 – 7 2 8 2 4 3 6**
**E-Mail: info@allen-carr.ch . www.allen-carr.ch**

# Drei gute Gründe für Allen Carr-Nichtraucherseminare

## Anerkannt

In Deutschland wird Allen Carr vom Bundesverband der Betriebskrankenkassen anerkannt. Über 500 Unternehmen aus dem deutschsprachigen Raum wie IBM, Daimler Chrysler, Henkel, Siemens, Voest Alpine, ÖAMTC uvm. setzen Allen Carr erfolgreich für die Gesundheit ihrer Mitarbeiter ein.

## Kompetent

Alle Allen Carr-Trainer waren selbst Raucher und verstehen, was Sie fühlen. Sie haben das Laster am eigenen Leib miterlebt. Das Trainerteam besteht aus erfahrenen Praktikern, darunter Ärzte, Psychologen und Pädagogen. Zusätzlich werden alle Allen Carr-Trainer intensiv von uns ausgebildet.

Auch nach dem Kurs sind wir für Sie da. Als Seminar-Teilnehmer steht Ihnen unsere Trainer-Helpline zur Verfügung.

## Erfolgreich

Mehrere Millionen Raucher auf der ganzen Welt haben Allen Carr bereits kennen gelernt. Der Erfolg der Methode wird inzwischen durch umfangreiche wissenschaftliche Studien bestätigt und in einem internationalen Blatt veröffentlicht. Seit 1993 gibt es Allen Carr auch im deutschsprachigen Raum. Inzwischen finden regelmäßig Kurse in fast jeder größeren Stadt in Deutschland, Österreich und der Schweiz statt.

## Leicht und einfach aufhören

Keine „Aversionstherapie", kein NLP, keine Hypnose oder Akupunktur, keine Hilfsmittel wie Nikotinpflaster oder Kaugummis. Wir erzählen Ihnen auch nicht, dass Rauchen gesundheitsschädlich ist oder ein Vermögen kostet – das wissen Sie bereits. Die Allen Carr-Methode lässt Sie erkennen, weshalb Sie rauchen, warum es bisher so schwer war, damit aufzuhören und was Sie tun müssen, um ganz einfach für den Rest Ihres Lebens damit Schluss machen zu können.

Jeder Allen Carr-Trainer hat mit dieser Methode das Rauchen beendet. Nur wer selbst geraucht hat, kann verstehen, was Sie fühlen.

## Ein 6-stündiger Kurs – das war´s?

Für die meisten Teilnehmer reichen tatsächlich diese 6 Stunden, um für immer Nichtraucher zu sein. Und das ohne Entzugserscheinungen. Und sollte es nicht gleich klappen, bieten wir Ihnen zwei Aufbauseminare an, die Sie zum Ziel führen.

## Geld-zurück-Garantie

Den Betrag, den ein durchschnittlicher Raucher in drei Monaten für Zigaretten ausgibt, investieren Sie in ein Allen Carr-Nichtraucherseminar und Sie sind für immer frei. Sollte es beim ersten Mal nicht klappen, bieten wir Ihnen zwei kostenlose Aufbauseminare an. Sollten alle drei Seminare **innerhalb von 3 Monaten** erfolglos sein, bekommen Sie mit unserer Geld-zurück-Garantie Ihre gesamte Kursgebühr zurück. Sie sehen, Sie können nur gewinnen.

## Allen Carr's Easyway International

**Internationale Website: www.allencarr.com**

Auf den folgenden Seiten werden weltweit alle Kontaktadressen der Allen Carr's Easyway Kliniken/Zentren aufgelistet, in denen es eine 90-prozentige Erfolgsrate gibt. Einzelne Kliniken bieten auch Beratungen zu Alkohol- und Gewichtsproblemen an. Bitte erkundigen Sie sich bei Ihrer nächstgelegenen aufgelisteten Klinik danach.

Allen Carr's Easyway garantiert, dass Sie es einfach finden werden, in diesen Zentren mit dem Rauchen aufzuhören – oder Sie bekommen Ihr Geld zurück.

**ALLEN CARR'S EASYWAY – WELTWEIT**
Park House, 14 Pepys Road, Raynes Park, London SW20 8NH
Tel: +44 (0)208 944 7761
E-Mail: mail@allencarr.com
Website: www.allencarr.com

**AUSTRALIEN**
**Australisches Hauptstadtterritorium, Tasmanien, Victoria**
> *Gail Morris*
Tel.: 03 9894 8866
Freephone: 1300 790 565
E-Mail: info@allencarr.com.au

**New South Wales, Sydney**
> *Natalie Clays*
Tel. & Fax: 1300 785 180
E-Mail: nsw@allencarr.com.au

**Nord- und Süd-Queensland**
> *Tara Pickard-Clark*
Tel.: 1300 85 11 75
E-Mail: nqld@allencarr.com.au

**Northern Territory, Süd- und Westaustralien**
> *Dianne Fisher*
Freephone: 1300 557 801
E-Mail: wa@allencarr.com.au

**BELGIEN**
**Antwerpen**
> *Dirk Nielandt*
Tel.: 03 281 6255
Fax: 03 744 0608
E-Mail: easyway@dirknielandt.be

**BRASILIEN**
**São Paulo**
> *Alberto Steinberg, Lilian Brunstein*
Tel. Lilian: +55 11 99456-0153
Tel. Alberto: +55 11 99325-6514
E-Mail: contato@easywaysp.com.br

**BULGARIEN**
> *Rumyana Kostadinova*
Tel.: 0800 14104 / +359 899 889 907
E-Mail: rk@nepushaveche.com

**CHILE**
> *Claudia Sarmiento*
Tel.: +56 2 4744587
E-Mail: contacto@allencarr.cl

**DÄNEMARK**
> *Mette Fonss*
Tel.: +45 7026 7711
E-Mail: mette@easyway.dk

**DEUTSCHLAND**
> *Erich Kellermann & Team*
Freephone: 0800 07282436
E-Mail: info@allen-carr.de

**ECUADOR**
> *Ingrid Wittich*
Tel. & Fax: 02 2820 920
E-Mail: toisan@pi.pro.ec

**ESTLAND**
> *Henry Jakobson*
Tel.: +372 733 0044
E-Mail: info@allencarr.com

**FINNLAND**
> *Janne Ström*
Tel.: 045 3544099
E-Mail: info@allencarr.fi

**FRANKREICH**
> *Erick Serre & Team*
Freephone: 0800 FUMEUR
Tel.: 04 9133 5455
E-Mail: info@allencarr.fr

**GRIECHENLAND**
> *Panos Tzouras*
Tel.: +30 210 522 4087
E-Mail: panos@allencarr.gr

**GROSSBRITANNIEN**
Freephone: 0800 389 2115

**Aylesbury, Cambridge, High Wycombe, Milton Keynes, Northampton, Oxford, Peterborough, Stevenage**
> *Kim Bennett, Emma Hudson*
Tel.: 0800 0197 017
E-Mail: kim@easywaybucks.co.uk

**Belfast**
> *Tara Evers-Cheung*
Tel.: 0845 094 3244
E-Mail: tara@easywayni.com

**Birmingham**
> *John Dicey, Colleen Dwyer, Crispin Hay, Rob Fielding*
Tel. & Fax: 0121 423 1227
E-Mail: info@allencarr.com

**Bournemouth, Brighton, Kent, Reading, Staines/Heathrow**
> *John Dicey, Colleen Dwyer, Emma Hudson*
Tel.: 0800 028 7257
E-Mail: info@allencarr.com

**Bristol, Cardiff, Exeter, Swindon**
> *Charles Holdsworth Hunt*
Tel.: +44 (0)117 950 1441
E-Mail: stopsmoking@easyway-bristol.co.uk

**Coventry, Leicester**
> *Rob Fielding*
Tel.: 0800 321 3007
E-Mail: info@easywaycoventry.co.uk, info@easywayleicester.co.uk

**Crewe, Derby, Nottingham, Shrewsbury, Stoke, Telford**
> *Debbie Brewer-West*
Tel.: 01270 664 176
E-Mail: debbie@easyway2stop-smoking.co.uk

**Cumbria, Guernsey, Isle of Man, Jersey, Lancashire, Liverpool, Newcastle/North East, Southport**
> *Mark Keen*
Tel.: 0800 077 6187
E-Mail: mark@easywaycumbria.co.uk, mark@easywaylancashire.co.uk, mark@easywayliverpool.co.uk, info@easywaynortheast.co.uk

**Leeds, Manchester, Sheffield**
> *Rob Groves*
Tel.: 0800 804 6796
E-Mail: info@easywayyorkshire.co.uk,
info@easywaymanchester.co.uk

**London, Surrey**
> *John Dicey, Colleen Dwyer, Crispin Hay, Emma Hudson, Rob Fielding*
Tel.: 020 8944 7761
Fax: 020 8944 8619
E-Mail: mail@allencarr.com

**SCHOTTLAND**
**Edinburgh, Glasgow**
> *Paul Melvin, Jim McCreadie*
Tel.: +44 (0)131 449 7858
E-Mail: info@easywayscotland.co.uk

**Southampton**
> *John Dicey, Colleen Dwyer, Emma Hudson*
Tel.: 0800 028 7257
E-Mail: info@allencarr.com

**HONG KONG**
> *Rob Groves*
Tel.: +852 2911 7988
E-Mail: stopsmoking@eventclicks.com

**INDIEN**
**Bengalore, Chennai**
> *Suresh Shottam*
Tel.: 080 41603838
E-Mail: info@easywaytostop-smoking.co.in

**IRLAND**
**Dublin, Cork**
> *Brenda Sweeney & Team*
Tel.: 01 499 9010 / 1890 EASY-WAY (379 929)
E-Mail: info@allencarr.ie

**ISLAND**
**Reykjavik**
> *Petur Einarsson*
Tel.: +354 588 7060
E-Mail: easyway@easyway.is

**ISRAEL**
> *Ramy Romanovsky, Orit Rozen, Kinneret Triffon*
Tel.: 03 6212525
E-Mail: info@allencarr.co.il

**ITALIEN**
> *Francesca Cesati & Team*
Tel. & Fax: 02 7060 2438
E-Mail: info@easywayitalia.com

**JAPAN**
www.allencarr.com

**KANADA**
**Montréal/Toronto/Vancouver**
> *Damian O'Hara (Englisch) / Rejean Belanger (Französisch)*
Freephone: 1 866 666 4299
Tel.: +1 905 849 7736
E-Mail: info@theeasywaytostop-smoking.com

**KOLUMBIEN**
> *Felipe Sanint Echeverri*
Tel: +57 3158681043
E-mail: felipesanint@allencarr-colombia.com

**LETTLAND**
> *Anatolijs Ivanovs*
Tel.: +371 67 27 22 25
E-Mail: info@allencarr.lv

**LITAUEN**
> *Evaldas Zvirblis*
Tel.: +370 694 29591
E-Mail: info@mestirukyti.eu

**MAURITIUS**
> *Heidi Hoareau*
Tel.: +230 727 5103
E-Mail: info@allencarr.mu

**MEXIKO**
> *Jorge Davo, Mario Campuzano Otero*
Tel.: +52 55 2623 0631
E-Mail: info@allencarr-mexico.com

**NEUSEELAND**
**Auckland**
> *Vickie Macrae*
Tel.: 09 817 5396
E-Mail: vickie@easywaynz.co.nz

**Christchurch**
> *Laurence Cooke*
Tel.: +800-327992
E-Mail: laurence@easywaysouth-island.co.nz

**NIEDERLANDE**
Allen Carr's Easyway
»stoppen met roken«
Tel.: +31 53 478 43 62 /
+ 31 900 786 77 37
E-Mail: info@allencarr.nl

**NORWEGEN**
**Oslo**
> *René Adde*
Tel.: +47 93 20 09 11
E-Mail: post@easyway-norge.no

**ÖSTERREICH**
*> Erich Kellermann & Team*
Freephone: 0800 728 2436
E-Mail: info@allen-carr.at

**PERU**
**Lima**
*> Luis Loranca*
Tel.: +511 637 7310
E-Mail: lloranca@dejardefumaral-toque.com

**POLEN**
*> Anna Kabat*
Tel.: +48 (0)22 621 3611
E-Mail: info@allen-carr.pl

**PORTUGAL**
**Porto**
*> Ria Slof*
Tel.: +351 22 995 8698
E-Mail: info@comodeixardefu-mar.com

**RUMÄNIEN**
*> Diana Vasiliu*
Tel.: +40 (0) 7321 3 8383
E-Mail: raspunsuri@allencarr.ro

**RUSSLAND**
**Moskau**
*> Fomin Alexander*
(Фомин Александр)
Tel.: +7 495 644 64 26
E-Mail: info@allencarrmoskow.ru

**ST. PETERSBURG**
www.allencarr.com

**SCHWEDEN**
**Göteborg, Malmö**
Göteborg Tel.: + 46 (0)8 24 01 00
Malmö Tel.: + 46 (0)40 30 24 00
E-Mail: info@allencarr.nu

**Stockholm**
*> Christofer Elde*
Tel.: 0735 000 123
E-Mail: info@allencarr.se

**SCHWEIZ**
*> Cyrill Argast & Team*
Freephone: 0800 728 2436
Tel. (rom. & ital.): 0800 386 387
E-mail: info@allen-carr.ch

**SERBIEN**
**Belgrad**
*> Milos Rakovic*
Tel.: 011 308 8686
E-Mail: milos.rakovic@allencarr.co.rs / office@allencarr.co.rs

**SINGAPUR**
*> Pam Oei*
Tel.: +65 6329 9660
E-Mail: pam@allencarr.com.sg

**SLOWENIEN**
www.allencarr.com

**SPANIEN**
**Madrid**
*> Lola Camacho*
Tel.: + 34 91 6296030
Email: info@dejardefumar.org
www.allencarr.com

**Marbella**
> *Charles Holdsworth Hunt*
Seminare in englischer Sprache
Tel.: +44 8656 187306
E-Mail: stopsmoking@easyway-marbella.com

**SÜDAFRIKA**
Helpline: 0861 100 200

**Kapstadt**
> *Dr. Charles Nel, Dudley Garner, Malcolm Robinson & Team*
Tel: 021 851 5883 /
Mobile: 083 600 5555
E-Mail: easyway@allencarr.co.za

**TÜRKEI**
> *Emre Ustunucar*
Tel.: +90 212 358 5307
E-Mail: info@allencarrturkiye.com

**UKRAINE**
**Krim, Simferopol**
> *Yuri Zhvakolyuk*
Tel: +38 095 781 8180
E-Mail - zhvakolyuk@gmail.com

**Kiev**
> *Kirill Stekhin*
Tel: +38 044 353 2934 /
+ 36 20 580 9244
E-Mail: kirill@allencarr.kiev.ua

**UNGARN**
> *Gabor Szasz*
Tel.: +36 06 80 624 426
E-Mail: wlmailhtml:szasz.gabor@allencarr.hu

**USA**
Freephone: 1 866 666 4299
> *Damian O'Hara, Colleen Curran*
Tel.: 212 – 330 9194
E-Mail: info@theeasywaytostop-smoking.com
Seminare finden regelmäßig in New York, Los Angeles, Denver und Houston statt. Firmenprogramme werden im ganzen Land angeboten.
Postanschrift: 1133 Broadway, Suite 706, New York, NY 10010

**ZYPERN**
> *Kyriacos Michaelides*
Tel.: +35 7777 7830
E-Mail: info@allencarr.com.cy

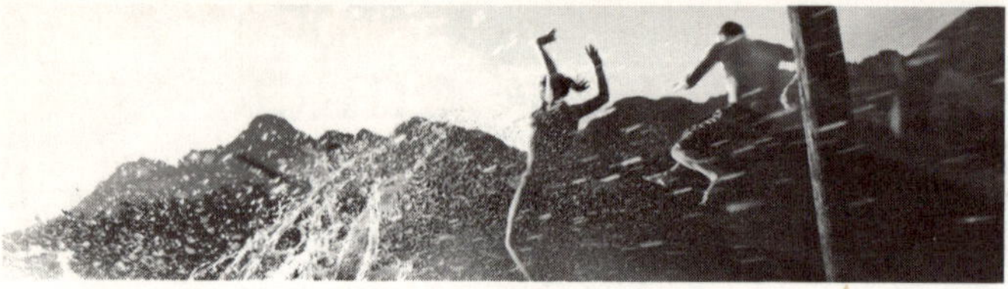